Deine Spielsucht betrifft auch mich

Ursula Buchner
Annalena Koytek

Deine Spielsucht betrifft auch mich

Ein Ratgeber für Familienmitglieder und Freunde von Glücksspielsüchtigen

hogrefe

Dr. phil. Ursula G. Buchner, geb. 1978. Studium der Psychologie an der Ludwig-Maximilians-Universität München. 2015 Promotion an der Otto-Friedrich-Universität Bamberg. Seit 2008 Wissenschaftliche Mitarbeiterin bei der Bayerischen Akademie für Sucht- und Gesundheitsfragen BAS.

Dipl.-Psych. Annalena Koytek, geb. 1981. Studium der Psychologie an der Universität Regensburg. Seit 2008 Wissenschaftliche Mitarbeiterin bei der Bayerischen Akademie für Sucht- und Gesundheitsfragen BAS.

Bibliografische Information der Deutschen Nationalbibliothek

Die Deutsche Nationalbibliothek verzeichnet diese Publikation in der Deutschen Nationalbibliografie; detaillierte bibliografische Daten sind im Internet über http://dnb.dnb.de abrufbar.

Hogrefe Verlag GmbH & Co. KG
Merkelstraße 3
37085 Göttingen
Deutschland
Tel. +49 551 999 50 0
Fax +49 551 999 50 111
verlag@hogrefe.de
www.hogrefe.de

Umschlagabbildung: © helenecanada – istockphoto.com
Satz: ARThür Grafik-Design & Kunst, Weimar
Druck: Media-Print Informationstechnologie, Paderborn
Printed in Germany
Auf säurefreiem Papier gedruckt

1. Auflage 2017

(E-Book-ISBN [PDF] 978-3-8409-2626-6; E-Book-ISBN [EPUB] 978-3-8444-2626-7)
ISBN 978-3-8017-2626-3
http://doi.org/10.1026/02626-000

Inhaltsverzeichnis

Danksagung

Wir bedanken uns bei allen Familienmitgliedern, Freundinnen und Freunden von Glücksspielerinnen und Glücksspielern, die ihre Erfahrungen mit uns geteilt haben.

Dieser Ratgeber wurde im Rahmen der Tätigkeit der Autorinnen für die *Bayerische Akademie für Sucht- und Gesundheitsfragen BAS* für die *Landesstelle Glücksspielsucht in Bayern* erstellt. Die Finanzierung der *Landesstelle Glücksspielsucht in Bayern* erfolgt durch das *Bayerische Staatsministerium für Gesundheit und Pflege* aus Mitteln des *Bayerischen Staatsministeriums der Finanzen, für Landesentwicklung und Heimat*. Mit der Finanzierung sind keine Auflagen für die fachliche Tätigkeit und für Publikationen verbunden.

Vielen Dank an das AFINet Adiction and the Family International Network (vormals UK Alcohol, Drugs and the Family Research Group), insbesondere Prof. Jim Orford, Prof. Alex Copello und Prof. Richard Velleman für die jahrelange Vorarbeit im Bereich der Arbeit mit Familienmitgliedern von Personen mit Glücksspiel- oder substanzbezogenen Problemen und die hilfreichen Anregungen für unsere Arbeit.

München, im Dezember 2016

Ursula Buchner und
Annalena Koytek

1 Einführung

Dieser Ratgeber richtet sich an alle, die jemanden mit Problemen mit Glücksspielen in ihrer Familie oder ihrem Freundeskreis haben. Probleme mit Glücksspielen können sich zu einer ernsthaften Erkrankung mit massiven Folgen entwickeln. Häufig machen sich Familienmitglieder, Freundinnen und Freunde auch schon zu Beginn dieser Entwicklung Sorgen um die betroffene Person und sind durch die Situation belastet.

Deshalb ist das Ziel dieses Ratgebers, Ihnen als Familienmitglied, Freundin oder Freund Informationen über die Erkrankung zu geben und Ihnen Tipps und Strategien zum Umgang mit dieser außergewöhnlichen Belastung zu vermitteln. Grundlage des Ratgebers sind die Erfahrungen und Forschungsergebnisse, die die Autorinnen in den vergangenen Jahren in der Arbeit mit Familienmitgliedern und anderen Angehörigen gesammelt haben. Dabei sind insbesondere das Gruppenangebot *ETAPPE* (Entlastungstraining für Angehörige problematischer und pathologischer Glücksspieler – psychoedukativ; Buchner et al., 2013) sowie das Online-Selbsthilfeangebot *EfA* („Verspiel nicht mein Leben" – Entlastung für Angehörige; www.verspiel-nicht-mein-leben.de) wichtige Meilensteine.

Vielleicht stellen Sie sich die Frage, wieso Sie selbst sich mit dem Thema befassen sollten, wenn doch eigentlich ein Familienmitglied oder jemand aus Ihrem Freundeskreis betroffen ist. Natürlich ist es wichtig, dass sich die Betroffenen selbst auch mit ihren Problemen auseinandersetzten und daran arbeiten, diese zu lösen. Viele Menschen in Ihrer Situation finden es allerdings hilfreich, genauer über die Erkrankung und die Behandlungsmöglichkeiten Bescheid zu wissen. Studien zeigen, dass generelle Informationen über Krankheiten, Ursachen, Entwicklungen, Behandlungsmöglichkeiten und Behandlungsaussichten dazu beitragen können, die eigenen Erfahrungen und Erlebnisse im Zusammenhang mit der Erkrankung einzuordnen. Dies kann dabei helfen, besser mit der schwierigen Situation umzugehen. Durch einen veränderten Umgang mit der Situation und dadurch, dass Sie sich Unterstützung und Hilfe suchen, werden häufig wiederum auch die Betroffenen angeregt, an ihrer Situation zu arbeiten. Wichtig ist: Der Fokus dieses Ratgebers liegt darauf, Sie zu unterstützen, mit einer außerordentlichen Belastung und hoch stressreichen Situation umzugehen und für sich selbst einen guten Weg zu finden. Darüber hinaus möchten wir Ihnen Möglichkeiten aufzeigen, sich bei Bedarf weiterführende Unterstützung zu holen.

Je nachdem, wie lange Sie sich schon in Ihrer Situation befinden, wie lange Sie schon von den Problemen mit Glücksspielen wissen und wie viele Informationen Sie schon eingeholt haben, wird Ihnen das eine oder andere in diesem Ratgeber bekannt vorkommen. Und je nach Ihrer Situation wird die eine oder andere Übung für Sie passender sein. Unser Anliegen war es, den Ratgeber so zu schreiben, dass für möglichst viele Menschen die richtigen Informationen und Übungen enthalten sind.

In den einzelnen Kapiteln erhalten Sie zunächst einen Überblick über die jeweiligen Inhalte. In einem vertiefenden Teil vermitteln wir Ihnen theoretisches Hintergrundwissen, auf dem verschiedene Übungen und Reflexionsanleitungen aufbauen. Abgerundet werden die Inhalte mit verschiedenen Fallbeispielen. Sie können den Ratgeber im Ganzen durchlesen oder sich gezielt die Passagen herausnehmen, die für Sie im Augenblick besonders wichtig sind.

Zunächst geben wir Ihnen Hintergrundinformationen über Glücksspiele an sich (Kapitel 2), erste Anzeichen einer Problematik (Kapitel 3.1) sowie über Sucht im Allgemeinen (Kapitel 3.2) und Glücksspielsucht im Speziellen (Kapitel 3.3). Zudem erläutern wir verschiedene Spielertypen (Kapitel 3.4) und beschreiben die Anzahl der Betroffenen (Kapitel 3.5), Unterschiede zwischen Männern und Frauen (Kapitel 3.6), mögliche begleitende Erkrankungen (Kapitel 3.7) sowie Behandlungsaussichten (Kapitel 3.8). Anschließend gehen wir auf die Entstehung von Glücksspielsucht ein (Kapitel 4), bevor wir uns näher mit den Auswirkungen sowohl auf die Glücksspielerinnen und Glücksspieler selbst (Kapitel 5.1) als auch auf die Familienmitglieder und den Freundeskreis (Kapitel 5.2) befassen. Spezielle Problembereiche werden anhand von Vertrauen und Misstrauen (Kapitel 6.1), Verantwortung und Verantwortungsübernahme (Kapitel 6.2), Schuldgefühlen und Schuldzuweisungen (Kapitel 6.3), „Co-Abhängigkeit" (Kapitel 6.4) sowie Stigmatisierung und Scham (Kapitel 6.5) aufgezeigt. In Kapitel 7 geht es um Ihre Handlungsmöglichkeiten: Was können Sie tun, um Stress zu bewältigen (Kapitel 7.1) und mit den Belastungen durch die Glücksspielprobleme besser zurechtzukommen (Kapitel 7.2)? Wie können Sie die Kommunikation mit der Spielerin bzw. dem Spieler verbessern (Kapitel 7.3), soziale Unterstützung in Ihrem Umfeld einholen (Kapitel 7.4) und mit (erneuten) Spielphasen umgehen (Kapitel 7.5)? Abschließend geht es in Kapitel 8 darum, wie es für Sie weitergehen kann und wo Sie gegebenenfalls weiterführende Hilfen erhalten können.

Zusätzlich haben wir für Sie als weitere Informationen im Anhang Erläuterungen der wichtigsten Begriffe rund um Beratung, Behandlung und Therapie, mögliche Hilfsangebote sowohl für Glücksspielerinnen und Glücksspieler als auch für Sie als Familienmitglied, Freundin oder Freund sowie Literaturtipps zusammengestellt.

Achten Sie gut auf sich!

In diesem Ratgeber erhalten Sie viele Informationen über Probleme mit Glücksspielen und Glücksspielsucht, über die Auswirkungen auf die Spielerinnen und Spieler und über Auswirkungen auf andere Familienmitglieder und den Freundeskreis. Erfahrungsgemäß können manche dieser Informationen für einige Leserinnen und Leser zunächst auch belastend sein und zusätzlichen Stress auslösen. Das Wissen, das wir Ihnen vermitteln möchten, stellt jedoch eine wichtige Basis für das Verständnis der Erkrankung und einen konstruktiven Umgang mit der Situation dar.

Wir möchten Sie bitten: Achten Sie gut auf sich! Suchen Sie sich im Zweifelsfall rechtzeitig professionelle Hilfe (siehe Kapitel 8.3) und nutzen Sie auch andere Unterstützungsmöglichkeiten.

Verwendete Begriffe

In diesem Buch nutzen wir die Begriffe *betroffene Angehörige* bzw. *betroffener Angehöriger* oder *Betroffene*, wenn wir über die Person aus Ihrer Familie oder Ihrem Freundeskreis sprechen, die Probleme mit Glücksspielen hat. Bei grundsätzlichen Erklärungen, die sich auf Personen mit Glücksspielproblemen beziehen, verwenden wir die Begriffe *Glücksspielerin* bzw. *Glücksspieler, Betroffene* oder auch nur *Spielerin* bzw. *Spieler*. Menschen, die sich in einer ähnlichen Situation befinden wie Sie – also eine betroffene Angehörige bzw. einen betroffenen Angehörigen in ihrem Umfeld haben –, bezeichnen wir als *Familienmitglieder, Freundinnen und Freunde* bzw. als *Familie und Freundeskreis*.

Für das Krankheitsbild an sich werden aktuell häufig die Bezeichnungen *Glücksspielsucht, problematisches oder pathologisches Glücksspielen* oder *Störung durch Glücksspielen* verwendet. Wir nutzen die Begriffe *Probleme durch Glücksspielen* oder *problematisches Glücksspielen*, da auch bereits eine beginnende Erkrankung zu massiven Folgen für die Familie und den Freundeskreis führen kann. Daher beziehen wir auch diese Gruppe in unseren Ratgeber ein. Wenn wir konkret über das Krankheitsbild sprechen, verwenden wir den in der Öffentlichkeit gebräuchlichsten Begriff *Glücksspielsucht*.

Häufige Problembereiche

Die Situationen, in denen sich Familienmitglieder, Freundinnen und Freunde von Glücksspielerinnen und Glücksspielern befinden, sind sehr individuell. Dennoch gibt es verschiedene Problembereiche, die von vielen beschrieben werden – ganz unabhängig davon, ob es sich um Partnerinnen oder Partner, um Eltern, Kinder oder andere Familienmitglieder oder auch um Freundinnen und Freunde handelt.

In den meisten Fällen berichten Familienmitglieder und der Freundeskreis von finanziellen Schwierigkeiten der betroffenen Angehörigen mit zum Teil massiven Auswirkungen auf das gesamte soziale Netz. Nicht selten ist dies sogar mit einer der ersten Bereiche, an denen auffällt, dass etwas nicht stimmt. Je nach Glücksspiel kann es auch sein, dass betroffene Angehörige zum Teil über einen längeren Zeitraum nicht erreichbar sind und ihre Familienmitglieder, Freundinnen und Freunde sich dementsprechend große Sorgen machen. Viele von ihnen berichten, dass sie sich von den betroffenen Angehörigen im Stich gelassen fühlen und Trauer, Wut, Unverständnis und Bitterkeit empfinden. Außerdem führen die Probleme mit Glücksspielen häufig dazu, dass weniger Zeit miteinander verbracht wird und dass die verbleibende gemeinsame Zeit von Anspannung, Streitigkeiten und Ähnlichem belastet ist. Aus dieser Situation ergibt sich eine sehr hohe Belastung, die auch zu eigenen stressbedingten Symptomen oder sogar zu stressbedingten Erkrankungen führen kann.

In diesem Ratgeber werden verschiedene häufige Problembereiche aufgegriffen und Strategien zum Umgang mit der Belastung aufgezeigt. Dennoch können nicht alle der vielfältigen Problembereiche behandelt werden, zudem kann in diesem Rahmen keine Rechtsberatung stattfinden. Wenn Sie feststellen, dass Sie in bestimmten Bereichen eine individuelle Beratung und weiterführende Hilfe benötigen, wenden Sie sich bitte an die entsprechenden Stellen (siehe Kapitel 8.3).

Manche der Strategien, die wir Ihnen vorstellen, lassen sich in verschiedenen Situationen anwenden, nicht nur im Umgang mit betroffenen Angehörigen. Insbesondere Strategien zum Umgang mit Stress, Tipps zur Kommunikation sowie Anregungen zum Aufbau sozialer Unterstützung sind in vielen Lebensbereichen hilfreich. Wir möchten Sie dazu einladen, Ihr neues Wissen auch in anderen Bereichen und Situationen auszuprobieren und so Ihre Erfahrungen und Handlungsspielräume zu erweitern.

Aus welchen Gründen lesen Sie diesen Ratgeber?

Viele Familienmitglieder, Freundinnen und Freunde von Glücksspielerinnen und Glücksspielern leiden selbst sehr unter der Erkrankung ihrer bzw. ihres Angehörigen und haben das Gefühl, mit der belastenden Situation nicht klar zu kommen. Viele wollen sich deshalb über Glücksspielsucht informieren. Hinzu kommt häufig der Wunsch zu erfahren, wie man selbst Einfluss nehmen kann, oder auch der Gedanke, dass man das eigene Verhalten überdenken möchte.

Auch Sie haben einen Grund, aus dem Sie sich entschieden haben, sich mit dem Thema auseinanderzusetzen und dieses Buch zu lesen. Möglicherweise haben Sie auch schon entschieden, dass sich etwas ändern soll oder muss. Unabhängig davon, ob Sie bereits wissen, dass Sie etwas ändern möchten, oder ob Sie sich darüber Gedanken machen, was genau Sie ändern möchten, ist es hilfreich, wenn Sie zunächst noch einmal eingehend Ihre ganz persönliche Situation betrachten. Dabei können Ihnen die folgenden Aussagen helfen.

Übung:

Es gibt bestimmt eine Reihe von Gründen, aus denen Sie diesen Ratgeber lesen. Überlegen Sie nun ganz konkret: Welche dieser Aussagen treffen auf Sie zu?

- ☐ Ich habe ein Familienmitglied, eine Freundin oder einen Freund mit Problemen durch Glücksspielen.
- ☐ Ich möchte verstehen, was Probleme durch Glücksspielen sind bzw. was Glücksspielsucht ist.
- ☐ Ich möchte verstehen, wie sich Probleme mit Glücksspielen entwickeln.
- ☐ Ich möchte wissen, welche Behandlungsmöglichkeiten es für meine betroffene Angehörige bzw. meinen betroffenen Angehörigen gibt.
- ☐ Ich mache mir Sorgen um meine betroffene Angehörige bzw. meinen betroffenen Angehörigen.
- ☐ Ich schäme mich wegen der Probleme meiner bzw. meines Angehörigen.
- ☐ Ich habe Angst vor den Folgen, die die Probleme mit Glücksspielen für uns haben können.
- ☐ Ich weiß nicht mehr, was ich tun soll.
- ☐ Ich kann die Situation nicht einschätzen und suche Informationen und Tipps.
- ☐ Ich traue mich nicht, mit jemandem darüber zu sprechen.
- ☐ Ich suche nach Möglichkeiten, besser mit meiner Situation umgehen zu können.
- ☐ Ich suche nach Menschen, die mich unterstützen können.
- ☐ Ich möchte etwas für mich tun.
- ☐ ____________________
- ☐ ____________________
- ☐ ____________________

Welche Auswirkungen haben die Probleme mit Glücksspielen auf mich?

Um sich Ihre individuelle Situation weiter zu verdeutlichen, überlegen Sie als nächstes, von welchen konkreten Auswirkungen Sie durch das Glücksspielverhalten der Ihnen nahestehenden Person betroffen sind.

Übung:

Wir haben vorhin schon kurz dargestellt, dass auch Familienmitglieder, Freundinnen und Freunde von Betroffenen unter den Problemen mit Glücksspielen leiden. Welche der folgenden Aussagen treffen auf Sie zu? Was davon kennen Sie von sich?

- ☐ Ich bin angespannt.
- ☐ Ich bin gereizt.
- ☐ Ich bin schreckhaft.
- ☐ Ich bin erschöpft und habe keine Energie.
- ☐ Ich kann nicht gut schlafen und habe Probleme einzuschlafen oder durchzuschlafen oder wache zu früh auf.
- ☐ Ich habe Alpträume.
- ☐ Ich habe keinen Appetit.
- ☐ Meine Gedanken kreisen andauernd um meine betroffene Angehörige bzw. meinen betroffenen Angehörigen und die Probleme mit Glücksspielen.
- ☐ Ich habe Gedanken, die ich nicht aus dem Kopf bekomme.
- ☐ Ich habe Herzklopfen.
- ☐ Ich bin unglücklich.
- ☐ Ich bekomme schlecht Luft.
- ☐ Ich habe keine Hoffnung.
- ☐ Ich habe Schuldgefühle.
- ☐ Ich mache mir Sorgen.
- ☐ ____________________
- ☐ ____________________
- ☐ ____________________

Welche Auswirkungen haben die Probleme mit Glücksspielen auf mein Umfeld?

In der Regel haben Probleme mit Glücksspielen auch verschiedene Auswirkungen auf das Umfeld der Familienmitglieder, Freundinnen und Freunde von Glücksspielerinnen und Glücksspielern. Es ist auch wichtig, sich Klarheit über diese Auswirkungen zu verschaffen.

Übung:

Probleme mit Glücksspielen haben immer auch Auswirkungen auf das Umfeld. Welche der folgenden Aussagen treffen auf Sie zu?

- ☐ Ich habe Probleme, meine Rechnungen zu zahlen.
- ☐ Ich treffe seltener als früher Freundinnen und/oder Freunde oder andere Familienmitglieder.
- ☐ Ich lade Freundinnen und/oder Freunde oder andere Familienmitglieder nicht mehr zu mir nach Hause ein.
- ☐ Ich habe meine Familie oder meine Freundinnen bzw. Freunde angelogen wegen der Probleme, die meine betroffene Angehörige bzw. mein betroffener Angehörige hat.
- ☐ Ich kann mich bei der Arbeit schlecht konzentrieren und meine Leistung lässt nach.
- ☐ Ich bin ohne Grund anderen Familienmitgliedern, Freundinnen oder Freunden gegenüber gereizt oder kurz angebunden.
- ☐ Ich habe mir Geld von meiner Familie oder meinen Freundinnen oder Freunden geliehen, um Spielschulden meiner betroffenen Angehörigen bzw. meines betroffenen Angehörigen zu zahlen.
- ☐ Ich habe keinen Spielraum für unvorhergesehene Ausgaben.
- ☐ Ich schäme mich vor unserem Freundeskreis und unseren Familienmitgliedern.
- ☐ Ich habe das Gefühl, mich ständig für meine Situation rechtfertigen zu müssen.
- ☐ ______________________________
  ____
- ☐ ______________________________
  ____
- ☐ ______________________________
  ____

Übung:

Falls Sie Kinder haben:

- ☐ Ich mache mir Sorgen, dass meine Kinder etwas von den Problemen merken.
- ☐ Ich mache mir Sorgen, dass die bzw. der betroffene Angehörige ein schlechtes Vorbild für meine Kinder ist.
- ☐ Ich mache mir Sorgen, meinen Kindern keine finanzielle Sicherheit bieten zu können.
- ☐ Ich mache mir Sorgen, dass die bzw. der betroffene Angehörige meine Kinder mit zum Glücksspielen nimmt.
- ☐ ____________________
- ☐ ____________________
- ☐ ____________________

Nun haben Sie sich verschiedene Gedanken dazu gemacht, wie Ihre persönliche Situation aussieht und welche Auswirkungen die Glücksspielproblematik Ihrer bzw. Ihres Angehörigen auf Sie hat. Vielleicht haben Sie bereits erste Ideen, in welchen Bereichen Sie etwas verändern möchten. Bevor es um konkrete Strategien zum Umgang mit Glücksspielproblemen in der Familie oder dem Freundeskreis geht, möchten wir Ihnen einige Hintergrundinformationen rund um die Thematik geben.

2 Glücksspiele

Erfahrungsgemäß ist für viele Familienmitglieder, Freundinnen und Freunde unklar, was genau es ist, womit ihre betroffenen Angehörigen Probleme haben. Daher möchten wir Sie mit dem Themengebiet an sich und den Begrifflichkeiten vertraut machen. Zunächst stellen wir Ihnen vor, wie Glücksspiele definiert sind und welche Spielarten darunter verstanden werden. Anschließend erfahren Sie mehr zur rechtlichen Regelung von Glücksspielen in Deutschland und zur allgemeinen Nutzung von Glücksspielen.

2.1 Was sind Glücksspiele?

Glücksspiele sind alle Spiele, bei denen „für den Erwerb einer Gewinnchance ein Entgelt verlangt wird und die Entscheidung über den Gewinn ganz oder überwiegend vom Zufall abhängt" (Glücksspielstaatsvertrag, § 3). Damit sind z. B. Spiele wie Roulette, Poker, Black Jack oder Spielautomaten bzw. „Slot-Machines" gemeint. Auch Wetten, z. B. Sportwetten oder Pferdewetten, bei denen der Einsatz aus Geld besteht, sind Glücksspiele. Lotterien, also Spiele, an denen viele Personen teilnehmen können und der Gewinn anhand eines vorab festgelegten Gewinnplans ausgezahlt wird, zählen ebenfalls zu den Glücksspielen. Beispiele für Lotterien sind neben Lotto und Glücksspirale auch die sogenannten Sofortlotterien mit Rubbellosen und Ähnlichem.

Geld ist somit ein zentrales Element bei Glücksspielen: Ohne einen erheblichen entgeltlichen Einsatz handelt es sich rechtlich betrachtet nicht um ein Glücksspiel. Deshalb sind z. B. Spiele im Internet, bei denen ausschließlich um Punkte ohne Gegenwert gespielt wird, von ihrer Definition her keine Glücksspiele.

Das zweite wesentliche Element bei Glücksspielen ist der *Zufall*. Es gibt reine *Zufallsspiele*, wie etwa Lotto oder Roulette, bei denen Gewinn und Verlust ausschließlich vom Zufall abhängen. Daneben gibt es Glücksspiele, bei denen neben dem Zufall auch die eigenen Fähigkeiten und Kompetenzen einen – häufig sehr geringen – Einfluss auf das Ergebnis haben, wie z. B. Poker. Dieser sogenannte *Kompetenzanteil* ist zwar bei verschiedenen Spielarten unterschiedlich hoch, letztendlich ist jedoch immer der Zufall entscheidend für Gewinn oder Verlust. Somit kann man sich durch Üben bei diesen Spielen auch nicht bzw. nur minimal verbessern oder die Gewinnchancen steigern. Im Gegensatz dazu sind Spiele wie Billard oder Mikado keine Glücksspiele, sondern *Geschicklichkeitsspiele*. Bei diesen Spielen gilt: „Übung macht den Meister!“ Die Kompetenzen und Fähigkeiten, die man hier zum Gewinnen benötigt, lassen sich durch Übung verbessern.

Fazit:

Alle Glücksspiele haben als gemeinsames Merkmal, dass um Geld gespielt wird und die Entscheidung über Gewinn und Verlust vollständig oder überwiegend zufällig ist. Bei Glücksspielen kann man sich nicht durch Übung oder Erfahrung verbessern.

Grundsätzlich gilt: Bei allen Glücksspielen verbleibt ein Teil des Einsatzes beim Spielanbieter. Dieser verdient also an jedem einzelnen Spiel. Die Kosten fallen für die Spielerinnen und Spieler immer an, unabhängig davon, ob sie eine einzelne Spielrunde gewinnen oder verlieren. Es gibt kein Glücksspiel, bei dem das eingesetzte Geld wieder vollständig ausbezahlt wird. Bei Spielbankspielen wie Roulette, Poker oder Black Jack gibt es den sogenannten *Hausvorteil* bzw. *Bankvorteil*. Dabei handelt es sich um den durchschnittlichen Verlust bezogen auf den Spieleinsatz. Dieser Betrag verbleibt beim Anbieter. Die Höhe des Hausvorteils ist von der Spielart und dem Spielverhalten abhängig: Bei Roulette schwankt der Hausvorteil z. B. zwischen 1,35 und 2,7 %, bei Black Jack zwischen 2 und 10 %. Bei Spielautomaten in Spielbanken verbleiben im Schnitt 6 % beim Anbieter. Setzt man z. B. beim Black Jack einen Betrag von 100 €, so fallen je nach Spielart zwischen 2 und 10 € für den Hausvorteil an und verbleiben auf jeden Fall beim Betreiber. Bei Lotto oder Sportwetten wird je nach Anzahl der gespielten Felder oder Tipps eine bestimmte Gebühr fällig, die beim Anbieter verbleibt. Vom Einsatz pro Spiel wird wiederum nur ein Teil als Gewinn an die Teilnehmenden ausgeschüttet. Bei Lotto sind es derzeit 50 %. Mit den übrigen Geldern werden beispielsweise soziale oder kulturelle Projekte sowie Sport und Umweltschutz gefördert, oder das Geld fließt in den Haushalt des jeweiligen Bundeslandes ein.

Übung:

Soweit Sie es wissen: Welches oder welche der genannten Glücksspiele spielt Ihre betroffene Angehörige bzw. Ihr betroffener Angehöriger?

	Vor Ort	Im Internet
Spielautomaten/„Slot-Machines“	☐	☐
Sportwetten oder Pferdewetten	☐	☐
Roulette	☐	☐
Poker	☐	☐
Black Jack oder anderes Kartenspiel	☐	☐
Lotto oder Lotterien	☐	☐
Privat organisierte Glücksspiele	☐	☐
Börsenspekulationen	☐	☐
Gewinnspiele im Fernsehen, Internet o. Ä.	☐	☐
Andere, nämlich: ______________________	☐	☐

2.2 Wie sind Glücksspiele in Deutschland rechtlich geregelt?

In Deutschland gab es in den vergangenen Jahren eine ganze Reihe von Änderungen bei den rechtlichen Regelungen von Glücksspielen. Der nachfolgende Abschnitt kann daher nur grundlegende Informationen zu den aktuellen Rahmenbedingungen geben und stellt keine verbindliche juristische Auskunft dar.

Ausgangspunkt ist das Strafgesetzbuch (§ 284), in dem geregelt ist, dass es in Deutschland einer behördlichen Erlaubnis bedarf, um Glücksspiele zu veranstalten. Die Beteiligung an unerlaubtem Glücksspiel steht unter Strafe (§ 285). Für die genaue Ausgestaltung unterschiedlicher Glücksspiele gibt es allerdings eine Reihe von Gesetzen und Regelungen. Das europäische Unionsrecht sowie das deutsche Verfassungsrecht stellen die Grundlage für alle weiteren Regelungen dar. Je nach Glücksspielart sind dann der Glücksspielstaatsvertrag, die Gewerbeordnung oder das Rennwett- und Lotteriegesetz zuständig. Für einige der Gesetze und Regelungen ist der Bund zuständig, andere Rahmenbedingungen werden in den einzelnen Bundesländern festgelegt. Diese unterschiedlichen Regelungen haben einen Einfluss darauf, was wo unter welchen Rahmenbedingungen gespielt werden kann und für welche Glücksspiele es Sperrmöglichkeiten gibt. Minderjährige dürfen grundsätzlich nicht an Glücksspielen teilnehmen.

Im *Glücksspielstaatsvertrag* bzw. *Glücksspieländerungsstaatsvertrag* regeln die Bundesländer gemeinsam, unter welchen Rahmenbedingungen Glücksspiele veranstaltet werden dürfen. Ziele des Staatsvertrages sind dabei nach § 1:

- Glücksspielsucht und Wettsucht zu verhindern und Voraussetzungen für eine wirksame Suchtbekämpfung zu schaffen,
- eine geeignete Alternative zu nicht erlaubten Glücksspielen zu schaffen und dem Schwarzmarkt entgegenzuwirken,
- den Jugend- und Spielerschutz zu gewährleisten,
- eine ordnungsgemäße Durchführung der Glücksspiele sicherzustellen und
- Gefahren für die Integrität des sportlichen Wettbewerbs vorzubeugen.

Für unterschiedliche Glücksspielformen – Glücksspiele in Spielbanken, Sportwetten oder Lotterien – sind je nach Ausgestaltung des Spiels unterschiedliche Rahmenbedingungen und Maßnahmen, wie z. B. Spielersperren, vorgesehen. Für Lotto in der derzeitigen Ausgestaltung mit zwei Ziehungen pro Woche gibt es z. B. keine Sperrmöglichkeit. Für Sportwetten und Spielbanken sowie Lotterien mit einer höheren Gefährdung dagegen schon. Allerdings ist der Glücksspielmarkt in Deutschland derzeit stark im Umbruch. So ist z. B. die Vergabe von Konzessionen an private Sportwettvermittler geplant, aber noch nicht umgesetzt. Dies erschwert auch übergreifende Regelungen bei Spielersperren.

Gut zu wissen:

Spielbanken und Veranstalter von Sportwetten und Lotterien mit besonderem Gefährdungspotenzial müssen ein *übergreifendes Sperrsystem* unterhalten. Glücksspielerinnen und Glücksspieler können sich für diese Spielmöglichkeiten sperren lassen (Selbstsperre). Eine Sperre kann aber auch von einer dritten Person beantragt werden (Fremdsperre). Sperrformulare gibt es z. B. online bei den einzelnen Lotteriegesellschaften oder in Vertriebsstellen der Lotteriegesellschaften.

Diese Sperren gelten nicht für Spielautomaten aus dem gewerblichen Bereich, d. h. in Spielhallen oder in der Gastronomie. Dieser Bereich ist gesetzlich anders geregelt, in erster Linie durch die Gewerbeordnung und die Spielverordnung. Ergänzend gibt es in jedem Bundesland unterschiedliche Gesetze zur Ausgestaltung von Spielhallen. Daher können für diesen Bereich keine Aussagen für ganz Deutschland gemacht werden.

Gut zu wissen:

In einigen Bundesländern, z. B. Baden-Württemberg, Hessen oder Rheinland-Pfalz, ist es gesetzlich geregelt, dass auch in Spielhallen Spielersperren erwirkt werden können. Diese Spielersperren gelten allerdings nur für das jeweilige Bundesland. In anderen Bundesländern gibt es bislang keine übergreifende Möglichkeit, sich in Spielhallen sperren zu lassen. Auch für Automaten in der Gastronomie sind Spielersperren derzeit nicht möglich.

Aktuell sind in Deutschland – mit Ausnahme von Schleswig-Holstein – Glücksspiele wie Roulette, Poker oder simulierte Spielautomaten im Internet verboten. Dennoch gibt es ein breites Angebot an deutschsprachigen Internetseiten, für die allerdings keine übergreifenden Sperrmöglichkeiten existieren. Die Teilnahme an unerlaubtem Glücksspiel steht unter Strafe.

2.3 Wer spielt Glücksspiele?

Die meisten Personen spielen im Verlauf ihres Lebens Glücksspiele – unabhängig von Familienstand, Bildung oder Einkommen. Die *Bundeszentrale für gesundheitliche Aufklärung* (BZgA) erhebt regelmäßig repräsentative Daten darüber, welche Personen in Deutschland an Glücksspielen teilnehmen (BZgA, 2016). Knapp 80 % der Personen zwischen 16 und 70 Jahren haben im Laufe ihres Lebens an Glücksspielen teilgenommen, wobei Männer häufiger als Frauen spielen. Im Jahr 2015 haben knapp 40 % der Bevölkerung Glücksspiele gespielt. Nahezu ein Viertel der Befragten hat an Lotto „6 aus 49“ oder ähnlichen Angeboten teilgenommen; Lotterien wurden von etwa 15 % gespielt. Geldspielautomaten in Gaststätten oder Spielhallen wurden von knapp 3 % der Bevölkerung genutzt, ebenso wie Sportwetten. In den vergangenen Jahren gab es zunehmend mehr Spielangebote im Internet. Diese wurden von etwa 1 % der Befragten genutzt. Grundsätzlich spielen die meisten Personen allerdings Glücksspiele seltener als einmal pro Monat.

3 Was ist Glücksspielsucht?

Nur ein Teil der Personen, die Glücksspiele nutzen, entwickelt eine Glücksspielsucht. In vielen Fällen ähneln sich die ersten Anzeichen, die Probleme durch Glücksspielen anzeigen. Es gibt verschiedene Merkmale, anhand derer eine Fachperson feststellen kann, ob eine Glücksspielsucht vorliegt. In den nachfolgenden Kapiteln erfahren Sie mehr über die Anzeichen und Merkmale sowie über unterschiedliche Spielertypen, das Ausmaß der Problematik in der Bevölkerung, Unterschiede zwischen Männern und Frauen, häufige begleitende Erkrankungen und Behandlungsaussichten.

3.1 Erste Anzeichen: Probleme durch Glücksspielen

Die Entstehung einer Glücksspielsucht ist ein schleichender Prozess. Nach und nach beginnen Betroffene, mehr Zeit und Geld für Glücksspiele aufzuwenden. Andere Hobbys und Interessen geraten zunehmend in den Hintergrund, auch die mit Freundinnen und Freunden verbrachte Zeit wird immer weniger. Parallel dazu entstehen erste finanzielle Engpässe und Verluste beim Glücksspielen häufen sich. Die Betroffenen werden mit der Situation zunehmend unzufriedener und verlieren mehr und mehr die Kontrolle über ihr Spielverhalten. Häufig rechtfertigen sie das wiederholte Glücksspiel vor sich selbst damit, dass sie erst das verlorene Geld zurückgewinnen müssten, bevor sie aufhören könnten zu spielen.

Familienmitglieder und Freundeskreis werden in dieser Zeit häufig über das Ausmaß des Spielverhaltens im Unklaren gelassen, unter Umständen werden sie auch über Dauer und Kosten des Glücksspielverhaltens belogen. In vielen Fällen versuchen Glücksspielerinnen und Glücksspieler, ihr Spielverhalten als Hobby darzustellen und zu verharmlosen. Auch wenn anderen in dieser Zeit schon Unstimmigkeiten auffallen, können sie diese in den meisten Fällen noch nicht auf das Glücksspielen zurückführen.

Gut zu wissen:

Diese Verhaltensweisen können allerdings auch Anzeichen für andere Probleme sein. Wenn diese Anzeichen auftreten, sollten spezialisierte Ärztinnen und Ärzte oder Psychologinnen und Psychologen oder auch (Sucht-)Beratungsstellen aufgesucht werden, um die Ursachen zu klären (siehe Kapitel 8.3).

Beispiel: Markus S. (Spieler)
„Als ich gerade 18 war, bin ich mit Freunden in eine Spielhalle gegangen. Wir sind dann öfter mal gemeinsam hin, um ein bisschen Spaß zu haben. Ich hab manchmal gewonnen, manchmal verloren. Da hat mich auch jeder Gewinn noch richtig gefreut und jeder Verlust noch richtig geärgert. Wenn ich gewonnen habe, war ich schon auch stolz auf mich. Ich weiß gar nicht, warum ich immer wieder hingegangen bin, aber es hat sich einfach auch gut angefühlt. Irgendwann bin ich alleine hin und habe angefangen, immer mehr zu spielen. Meine Einsätze habe ich auch immer weiter erhöht, irgendwie war sonst das Kribbeln nicht mehr da. Klar, zwischendrin habe ich auch mal gewonnen, aber meistens habe ich verloren, manchmal auch mehrere Hundert Euro an einem Tag. Und wenn ich gewonnen habe, dann habe ich das Geld meistens gleich wieder verspielt. Inzwischen zieht es mich fast schon automatisch hin. Wenn ich nicht spielen kann, bin ich total genervt und gereizt. Ich weiß, dass das so nicht gut ist, aber ich weiß nicht, was ich machen soll …“

Beispiel: Nadine Z. (Spielerin)
„Ich konnte nie verstehen, wie jemand von Glücksspielen süchtig werden kann. Aber dann bin ich selbst reingerutscht. Ich war in der Spielbank am Roulette und hab beim ersten Spiel gleich richtig viel Geld gewonnen. Das war wirklich unglaublich! Wenn ich daran zurückdenke, ich war so überrascht, so überwältigt, alle anderen haben mir gratuliert, irgendwie war das ein so toller Abend, wie im Märchen. Und dann bin ich wieder hin und hab wieder was gewonnen. Und es hat sich wieder so unglaublich gut angefühlt. In dem Moment war ich mir ganz sicher, dass ich das System raus habe und total einfach nebenbei richtig viel Geld verdienen kann. Am Anfang hab ich auch immer wieder gewonnen, aber irgendwann halt nicht mehr. Und dann hab ich immer mehr gespielt, immer mehr eingesetzt. Ich wollte unbedingt mein Geld wieder zurückgewinnen und auch das ganze Geld, das ich doch eigentlich hätte gewinnen müssen – wenn es so weitergegangen wäre, wie am Anfang. Natürlich ist das Unsinn, das weiß ich jetzt auch. Aber so habe ich damals halt gedacht.“

Übung:

Überlegen Sie: Was waren für Sie die ersten Anzeichen für Probleme mit dem Glücksspielen bzw. der Glücksspielsucht bei der bzw. dem betroffenen Angehörigen?

- ☐ Sie/er war ohne Grund gereizt.
- ☐ Sie/er hatte manchmal viel Geld zur Verfügung und dann wieder gar nichts.
- ☐ Sie/er hat nicht mehr gesagt, wo sie/er ist und was sie/er macht.
- ☐ Sie/er hatte keine Zeit mehr für gemeinsame Unternehmungen.
- ☐ Sie/er hat sich immer wieder Geld geliehen.
- ☐ Sie/er hat Verabredungen nicht mehr eingehalten.
- ☐ Sie/er hat angefangen, persönliche Gegenstände zu verkaufen oder ins Pfandleihhaus zu bringen.
- ☐ ______________________________
- ☐ ______________________________
- ☐ ______________________________

3.2 Was ist Sucht?

Lange Zeit wurden unter dem Suchtbegriff nur psychische Erkrankungen betrachtet, bei denen Substanzen eine zentrale Rolle spielen: Alkohol, Tabak, illegale Drogen und Medikamente. Inzwischen werden auch verschiedene Verhaltensweisen daraufhin untersucht, ob sie „süchtig“ machen können.

Der Begriff *Sucht* stammt aus dem althochdeutschen und ist von „suht“ abgeleitet, aus dem später „siechen“ (= krank sein) wurde. Auch das Wort *Seuche* geht aus dem gleichen Wortstamm hervor. In der Fachsprache wird allerdings seit 1964 nicht mehr von Sucht, sondern von *Missbrauch* und *Abhängigkeit* gesprochen. Dabei wird zwischen einer psychischen und einer physischen Abhängigkeit unterschieden. Die psychische Abhängigkeit beschreibt das Verlangen der Betroffenen nach dem Konsum, die physische Abhängigkeit die begleitende körperliche Reaktion, die sich

z. B. in einer nach und nach erhöhten Toleranz der Substanz gegenüber zeigt und beim Absetzen zu Entzugssymptomen führt.

Bei der Einnahme von bestimmten Substanzen, z. B. Drogen, gelangen die Wirkstoffe über die Blutbahnen in das Gehirn, verbinden sich dort mit Nervenzellen und wirken auf psychische Prozesse ein. Diese Wirkung nennt man *psychotrop*. Das Wort kommt ursprünglich aus dem Griechischen und bedeutet „auf die Seele wirkend". Heute wird der Begriff verwendet, um zu beschreiben, dass etwas auf die Psyche einwirkt und psychische Prozesse beeinflusst. Bei der Beschreibung der Wirkung von Substanzen wird teilweise auch von einer *psychoaktiven Wirkung* gesprochen. Beide Begriffe werden synonym verwendet. Nach der Einnahme einer psychotropen Substanz werden verschiedene chemische Botenstoffen im Nervensystem ausgeschüttet, die unterschiedliche Wirkungen auf den Körper haben, u. a. auch auf das sogenannte *Belohnungssystem*. Das Belohnungssystem ist ein entwicklungsgeschichtlich sehr altes System, das bei lebens- und arterhaltenden Tätigkeiten, etwa beim Essen oder bei Sexualität, aktiviert wird. Bei diesen Tätigkeiten, aber auch durch die Einnahme von Substanzen, werden sogenannte „Glückshormone" freigesetzt, die zu einer euphorischen Stimmung bzw. zu einem Glücksempfinden führen. Hierdurch steigt die Motivation, das gezeigte Verhalten zu wiederholen, da man erneut auf das Glücksempfinden (als „Belohnung" für das Verhalten) hofft. Zudem wird diese positive Erfahrung im Gehirn abgespeichert, wodurch begünstigt werden kann, dass dieses Verhalten erneut gezeigt wird. Wird das Belohnungssystem zu stark in Anspruch genommen, z. B. indem häufig oder in großen Mengen Substanzen eingenommen werden, ist das Glücksempfinden nicht mehr so stark. Es tritt ein Gewöhnungseffekt ein. Um wieder ein so starkes Glücksempfinden wie zuvor zu erleben, muss das Belohnungssystem stärker aktiviert werden. Das bedeutet zum Beispiel, dass mehr von einer Substanz (Droge) eingenommen werden muss, um den gleichen Effekt wiederherzustellen.

Kann ein Verhalten süchtig machen?

Nun stellt sich die Frage, ob ein Verhalten auch süchtig machen kann. Wie eben erläutert, wirken bestimmte Substanzen bei der Einnahme direkt auf die im Gehirn vorhandenen Botenstoffe. Etwas Ähnliches geschieht, wenn Verhaltensweisen ausgeführt werden, die als angenehm erlebt werden. Dazu gehört es z. B., angenehme Dinge zu tun, Musik zu hören, gutes Essen zu genießen und gute Erfahrungen beim Erleben von Sexualität zu machen. Im Gehirn werden die relevanten Botenstoffe ausgeschüttet, ohne dass eine Substanz von außen zugeführt wird, wobei sich ein angenehmes euphorisches oder entspanntes Gefühl ergibt. Daher wird das Verhalten wiederholt, um das positive Erleben erneut hervorzurufen. Verschiedene Verhaltensweisen eignen sich sehr gut, um schnell eigene Emotionen zu beeinflussen und z. B. Ärger, Frustrationen, Stress und Ähnliches zu reduzieren.

Glücksspielen hat hier eine sehr schnelle Wirkung: Während des Spiels wird Spannung erlebt, wobei der Alltag, frustrierende Erlebnisse und stressreiche Ereignisse vergessen werden. Gewinne wirken stark euphorisierend. Werden wiederholt Glücksspiele gespielt, reagiert das Gehirn zunehmend empfindsamer auf dieses Verhalten. Andere Verhaltensweisen, die zu Beginn eine ähnliche Euphorie hervorgerufen haben, werden vernachlässigt und nach und nach vom Gehirn verlernt. Schließlich steht als einzige wirkungsvolle Strategie, um eigene Emotionen zu beeinflussen, nur noch das Glücksspielen zur Verfügung. Inzwischen zeigen viele Untersuchungen Ähnlichkeiten zwischen Glücksspielsucht und Substanzabhängigkeit auf (Mörsen et al., 2012). Diese Ähnlichkeiten finden sich nur bei betroffenen Glücksspielerinnen und Glücksspielern, nicht aber bei Personen, die Glücksspiele als Freizeitbeschäftigung spielen.

3.3 Merkmale der Glücksspielsucht

Die offizielle Bezeichnung für Glücksspielsucht lautet *pathologisches Spielen*. Dieses zeichnet sich durch folgende Merkmale aus:

- über mindestens ein Jahr werden wiederholt Glücksspiele gespielt,
- obwohl Betroffene darunter leiden und in ihrem Alltag beeinträchtigt werden, spielen sie immer wieder,
- Betroffene empfinden einen intensiven Drang zu spielen, der nur schwer kontrolliert werden kann, und erleben, dass sie nicht in der Lage sind, das Glücksspielen durch Willensanstrengung zu unterbrechen,

- Betroffene denken permanent an das Glücksspiel oder an das Umfeld des Glücksspiels.

Wichtig ist, dass die Abklärung der Erkrankung und die Diagnose immer durch Fachpersonal, z. B. Psychologinnen und Psychologen oder Psychiaterinnen und Psychiater, erfolgt.

3.4 Unterschiedliche Spielertypen

Es gibt viele unterschiedliche Gründe, aus denen Personen mit dem Glücksspielen beginnen und aus denen Glücksspielerinnen und Glücksspieler trotz zunehmender Probleme weiterspielen. Bei den Betroffenen lassen sich daher unterschiedliche *Spielertypen* unterscheiden (Blaszczynski & Nower, 2002; Hand, 2008).

In der Regel wird davon ausgegangen, dass es zum einen Betroffene gibt, die spielen, um Langeweile zu vermeiden und Spannung zu erleben. Zum anderen hatten manche Betroffene bereits vor Beginn des Glücksspielens andere Probleme, wie Angst- oder Schuldgefühle, Depressionen oder auch allgemein Schwierigkeiten mit dem Umgang mit Stress oder Problemen. Sie spielen, um diese Probleme zu vermeiden bzw. zu vergessen. Diese beiden unterschiedlichen Spielertypen werden auch als *Kick-Spielerin* bzw. *Kick-Spieler* und als *Vermeidungsspielerin* bzw. *Vermeidungsspieler* bezeichnet (siehe Tabelle 1), wobei sich diese Unterteilung in der Praxis nicht immer eindeutig vornehmen lässt.

Bei den *Kick-Spielerinnen und Kick-Spielern* wird davon ausgegangen, dass sie zu Beginn spielen, um Euphorie, Glücksgefühle und „Kicks" zu erleben: Während des Spielens wird ein Hoch erlebt. Für die Behandlung ist es bei dieser Gruppe wichtig, diese Gefühle aufzugreifen und mit den Betroffenen neue Wege und Möglichkeiten zu erarbeiten, andere positive Erfahrungen zu machen bzw. positive Gefühle zu erleben.

Vermeidungsspielerinnen und Vermeidungsspieler nutzen das Glücksspielen dagegen als Möglichkeit, sich nicht mit unangenehmen Gefühlen auseinandersetzen zu müssen. Während des Spielens treten Gefühle wie Stress, Angst, Schuld oder auch Erinnerungen an traumatische Erlebnisse nicht auf; die Betroffenen sind wie entrückt in einer anderen Welt. Für die Behandlung ist es wichtig, die Ursachen zu erfassen und zu beheben. Betroffene müssen Strategien erlernen, um mit ihren negativen Gefühlen umzugehen.

Tabelle 1: Zwei Typen von Glücksspielerinnen und Glücksspielern

Kick-Spielerin bzw. Kick-Spieler	**Vermeidungsspielerin bzw. Vermeidungsspieler**
Glücksspielen als Möglichkeit, Euphorie, Glücksgefühle und „Kicks" zu erleben	Glücksspielen als „Lösungsversuch", um mit Stress, Angst, Schuldgefühlen etc. umzugehen
Während des Spielens wird ein „High" erlebt	Während des Spielens werden negative Stimmungen und Gefühle nicht wahrgenommen
Lust auf „Kick" ist schwer zu kontrollieren und muss sofort befriedigt werden	• Meidung negativer Gefühle („Abschalten") • Aggressionsabbau
Für die Behandlung bedeutet das: • Behandlung erfolgt symptombezogen • Fokus: Erlernen neuer Formen des positiven Erlebens	*Für die Behandlung bedeutet das:* • Behandlung erfolgt ursachenbezogen • Fokus: Erlernen von Strategien zum Umgang mit negativen Gefühlen

3.5 Wie viele Betroffene gibt es?

Es gibt verschiedene Studien, die die Zahl der Betroffenen in Deutschland untersuchen. Dazu werden Befragungen in der Bevölkerung durchgeführt, bei denen die Teilnahme an Glücksspielen (siehe Kapitel 2.3), Probleme mit Glücksspielen sowie weitere damit zusammenhängende Fragestellungen erhoben werden. Die Ergebnisse sind allerdings immer nur Schätzungen: Meistens werden circa 10.000 Menschen befragt und die Ergebnisse dann auf die Gesamtbevölkerung in Deutschland hochgerechnet.

Nach derzeitigen Erkenntnissen erfüllen 0,4 % der Bevölkerung die Kriterien für eine Glücksspielsucht. Weitere 0,5 % zeigen eine Vorstufe der Erkrankung, ein sogenanntes problematisches Glücksspielverhalten (Bühringer et al., 2007; Buth & Stöver, 2008; BZgA, 2008, 2010, 2012, 2014, 2016; Sassen et al., 2011; Meyer et al., 2011). Umgerechnet haben also circa 220.000 Menschen in Deutschland eine Glücksspielsucht und circa 275.000 Menschen eine beginnende Erkrankung, zusammengenommen also knapp eine halbe Millionen Menschen.

Es gibt bestimmte Glücksspiele, von denen Menschen häufiger abhängig werden, als dies bei anderen Glücksspielen der Fall ist. So haben von allen Personen, die Sportwetten spielen, circa 20 % eine Glücksspielsucht. Bei Personen, die Spielautomaten in der Gastronomie oder in Spielhallen benutzen, liegt dieser Anteil bei knapp 30 % (BZgA, 2014). Glücksspielerinnen und Glücksspieler, die in Beratungsstellen nach Hilfe suchen, berichten in 80 % der Fälle, dass bei ihnen Probleme mit Spielautomaten in der Gastronomie oder in Spielhallen vorliegen (Meyer & Hayer, 2005).

Von der Erkrankung sind allerdings nicht nur die Personen mit einer Glücksspielsucht selbst betroffen, sondern auch ihre Familie und der Freundeskreis – vermutlich mindestens drei weitere Personen pro Glücksspielerin bzw. Glücksspieler. Es gibt dafür keine Zahlen aus Deutschland; Schätzungen aus anderen Ländern zufolge könnten aber bis zu 20 % der Bevölkerung durch eine Glücksspielsucht im nahen Umfeld betroffen sein (Salonen et al., 2014; Svensson et al., 2013).

3.6 Unterschiede zwischen Männern und Frauen

Glücksspielen und Glücksspielsucht sind schon lange keine rein männliche Domäne mehr. Bezogen auf die bisherige Lebenszeit geben 82 % der Männer und 73 % der Frauen an, mindestens einmal in ihrem Leben an Glücksspielen teilgenommen zu haben (BZgA, 2016). Bezogen auf die letzten 12 Monate geben 43 % der Männer und 31 % der Frauen eine Teilnahme an Glücksspielen an (BZgA, 2016). Allerdings gibt es nach wie vor deutliche Unterschiede, welche Glücksspiele genutzt werden: Männer spielen z. B. in ihrem Leben deutlich häufiger an Geldspielautomaten (26 % der Männer; 13 % der Frauen), privat angebotene Glücksspiele (29 % der Männer; 12 % der Frauen), Sportwetten (12 % der Männer; 4 % der Frauen) oder Casinospiele im Internet (8 % der Männer; 2 % der Frauen; BZgA, 2016). Zudem finden sich sogenannte Mehrfachspielerinnen bzw. Mehrfachspieler, d. h. Personen, die an verschiedenen Glücksspielen teilnehmen, unter den Männern deutlich häufiger (14 % bei den Männern, 9 % bei den Frauen).

Auch bei den Personen mit Problemen beim Glücksspielen sind Männer deutlich häufiger anzutreffen: Laut Bevölkerungsstudien sind etwa zwei Drittel aller Betroffenen Männer (Buth & Stöver, 2008). In der Behandlung ist der Anteil an Frauen noch geringer: Nur ein Zehntel aller Hilfesuchenden ist weiblich (Sonntag et al., 2007). Dabei finden sich deutliche Unterschiede zwischen männlichen und weiblichen Betroffenen: Betroffene Frauen fangen in der Regel später als Männer mit dem Glückspielen an, entwickeln dafür aber schneller eine Glücksspielsucht (Grant et al., 2012). Außerdem finden sich bei Frauen deutlich häufiger schwere Traumatisierungen in Kindheit und Jugend sowie traumatische Ereignisse im Erwachsenenalter (Vogelgesang, 2010). Glücksspielerinnen haben zudem häufig mehr begleitende Erkrankungen als Glücksspieler (Buchner et al., 2015), z. B. Angsterkrankungen und Depressionen (Boughton & Falenchuk, 2007).

3.7 Häufige begleitende Erkrankungen

Viele Betroffene haben neben der Glücksspielsucht noch eine oder mehrere andere Erkrankungen. Bei Betroffenen, die in Kliniken behandelt werden, haben sogar 93 % noch mindestens eine weitere Erkrankung (Buchner et al., 2015). Häufig handelt es sich dabei um eine weitere psychische Erkrankung, wie eine Depression, eine Angststörung oder Substanzmissbrauch oder -abhängigkeit. Außerdem haben betroffene Personen häufig Probleme, die das Verdauungssystem betreffen (Buchner et al., 2015), sowie koronare Herzerkrankungen (Germain et al., 2011).

Bei Befragungen in der Allgemeinbevölkerung findet sich bei vielen Betroffenen auch eine Tabakabhängigkeit (78 % der Betroffenen), eine affektive Störung (63 % der Betroffenen), d. h. eine Depression, Manie oder eine ähnliche Erkrankung, eine Störung durch Alkoholkonsum (Missbrauch oder Abhängigkeit; 55 % der Betroffenen), eine Angststörung (37 % der Betroffenen) oder eine Persönlichkeitsstörung (35 % der Betroffenen), d. h. bestimmte Merkmale der Persönlichkeitsstruktur sind besonders stark ausgeprägt und wenig flexibel, wodurch sich in vielen Fällen Probleme im sozialen Umfeld ergeben (Meyer et al., 2011).

Eine weitere Erkrankung, die im Zusammenhang mit Glücksspielsucht beachtet werden muss, ist Parkinson: Aufgrund der Medikamente, die bei einer Parkinson-Erkrankung häufig gegeben werden, kann eine Glücksspielsucht ausgelöst werden. Das Glücksspielverhalten kann jedoch in diesen Fällen bei einer Umstellung der Medikation zurückgehen oder sogar komplett verschwinden (Weintraub et al., 2010; Lader, 2008; Imamura et al., 2008).

3.8 Behandlungsaussichten

Viele Glücksspielerinnen und Glücksspieler versuchen, ihre Problematik ohne professionelle Unterstützung oder Selbsthilfeangebote in den Griff zu bekommen. Aus Bevölkerungsstudien weiß man, dass dies einem Teil der Betroffenen auch gelingt: Etwa 80 % der Personen, die ihre Erkrankung überwinden, nutzen keine professionelle Unterstützung. Bislang ist es so, dass sich insbesondere Spielerinnen und Spieler mit einem sehr stark ausgeprägten Störungsbild an das professionelle Hilfesystem wenden (Meyer et al., 2011). Allerdings profitieren auch Betroffene, bei denen sich die Erkrankung gerade erst entwickelt, sehr stark von professionellen Angeboten zur sogenannten Frühintervention. Diese Angebote leisten wichtige Hilfestellungen und können dazu beitragen, langfristige und schwerwiegende Krankheitsverläufe zu verhindern.

Für Personen mit Glücksspielproblemen gibt es gute Beratungs- und Behandlungsmöglichkeiten. In klinischen Studien zeigt sich, dass diese Angebote eine gute Wirksamkeit in der Behandlung der Glücksspielsucht haben (Leibetseder et al., 2012). Von Betroffenen, die eine stationäre Therapie machen, spielen etwa 40 % ein halbes Jahr nach Abschluss der Behandlung weiterhin keine Glücksspiele (Premper et al., 2014). Dies ist auch im Vergleich zur Behandlung anderer Erkrankungen ein guter Erfolg. Günstig ist, wenn die Betroffenen vor Beginn der stationären Behandlung bereits eine Beratung in Anspruch genommen haben und sich dort auf den stationären Aufenthalt vorbereiten. Neben der stationären Behandlung gibt es auch verschiedene ambulante Angebote, die ähnliche Erfolgsquoten aufweisen.

Unabhängig davon, ob Betroffene sich für eine stationäre oder ambulante Behandlung entscheiden, ist die Nachsorge ein wichtiger Aspekt. Damit wird das erreichte Behandlungsergebnis stabilisiert. Entsprechende Angebote gibt es vor allem von Beratungsstellen oder von Selbsthilfeinitiativen. Ein großer Vorteil der Nachsorge ist, dass damit bei möglicherweise auftretenden Problemen und Fragen sofort vertraute Ansprechpartnerinnen und Ansprechpartner zur Verfügung stehen. Da die meisten Angebote in Gruppen stattfinden, können Betroffene sich so mit anderen Personen in der gleichen Situation austauschen und aus deren Erfahrungen lernen. Ein zentrales Thema ist häufig der Umgang mit Suchtdruck und Rückfällen. Mehr zu diesem Thema erfahren Sie in Kapitel 7.5.

Fazit:

Glücksspielsucht ist eine anerkannte Krankheit. Die Merkmale für diese Erkrankung sind genau festgelegt. Deutschlandweit gibt es knapp 500.000 Betroffene, dazu kommen mindestens dreimal so viele Familienmitglieder und enge Bezugspersonen. Männer sind häufiger betroffen, erkranken in der Regel früher und haben meistens weniger begleitende Erkrankungen als Frauen. Viele Glücksspielerinnen und Glücksspieler haben noch weitere Erkrankungen, häufig Depressionen, Angststörungen oder eine Substanzabhängigkeit. Die Behandlungsaussichten sind gut. Allerdings ist es wichtig, dass Betroffene nach der Behandlung eine Nachsorge in Anspruch nehmen und ihr weiteres Leben lang gegenüber möglichen Rückfällen achtsam sind.

4 Wie entsteht Glücksspielsucht?

Bestimmt haben Sie sich bereits einmal die Frage gestellt, warum bzw. wie die Glücksspielsucht Ihrer bzw. Ihres betroffenen Angehörigen entstanden ist. Dazu muss man zunächst festhalten, dass es *nicht die eine Ursache* gibt, warum die Krankheit entsteht. Vielmehr spielen verschiedene Faktoren zusammen, weshalb man von einer *multifaktoriellen Entstehung* spricht. Das bedeutet gleichzeitig, dass man keine eindeutige Ursachenzuschreibung vornehmen kann. Wie bei vielen anderen Erkrankungen auch, wird bei der Glücksspielsucht von einem sogenannten *bio-psycho-sozialen Modell* ausgegangen, also von einem Zusammenspiel von Eigenschaften der Person wie Persönlichkeit, Erbanlagen oder Lebensgeschichte, von Rahmenbedingungen der Umwelt wie Familie, Freundeskreis, Arbeits-, Ausbildungs- und Wohnsituation sowie von Merkmalen des Glücksspiels, die zu deren Entstehung beitragen. Häufig sind die Übergänge von einem unproblematischen Glücksspiel hin zu einem problematischen Spielverhalten fließend und werden meistens sowohl von den Glücksspielerinnen und Glücksspielern als auch von der Familie und dem Freundeskreis lange nicht im vollen Ausmaß wahrgenommen.

4.1 Risikofaktoren der Entwicklung von Glücksspielsucht

Wie gerade beschrieben, treffen bei der Entwicklung der Erkrankung Glücksspielsucht viele unterschiedliche Faktoren aufeinander. Drei Faktoren sind besonders wichtig: Ähnlich wie bei anderen Suchterkrankungen wirken die *Person* der Glücksspielerin bzw. des Glücksspielers, die *Umwelt*, in der die- bzw. derjenige lebt, und das *Glücksspiel als Droge* miteinander als Ursache. Dementsprechend lassen sich individuelle Risikofaktoren, gesellschaftliche Risikofaktoren und Risikofaktoren, die mit den speziellen Merkmalen von Glücksspielen zusammenhängen, unterscheiden.

4.1.1 Individuelle Risikofaktoren

Individuelle Risikofaktoren sind bestimmte typische Persönlichkeitseigenschaften, Erbanlagen oder spezielle Ereignisse in der Lebensgeschichte, die die Entwicklung einer Glücksspielsucht begünstigen. Bei der Suche nach Ähnlichkeiten zwischen einzelnen Glücksspielsüchtigen fällt zunächst auf, dass Männer viel häufiger als Frauen von Glücksspielsucht betroffen sind. Dabei muss man allerdings beachten, dass Männer insgesamt auch häufiger Glücksspiele spielen als Frauen: Bezogen auf die vergangenen 12 Monaten geben 43 % der Männer, aber nur 31 % der Frauen an, irgendein Glücksspiel gespielt zu haben (BZgA, 2016).

Betrachtet man die Persönlichkeit verschiedener Spielerinnen und Spieler, teilen sie oft Merkmale wie z. B. eine hohe Impulsivität oder ein erhöhtes Risikoverhalten. Was man bislang jedoch nicht beurteilen kann ist, ob diese Eigenschaften Ursache oder Folge der Erkrankung sind. Ebenso weiß man zwar, dass die Betroffenen häufig unter Depressionen oder Angststörungen leiden, unklar ist allerdings, ob diese Erkrankungen Ursache oder Folge der Glücksspielsucht sind. Neben den genannten Eigenschaften gibt es Hinweise darauf, dass bestimmte genetische bzw. neurobiologische Faktoren gehäuft bei betroffenen Glücksspielerinnen und Glücksspielern auftreten.

Es ist jedoch nicht so, dass sich zwangsläufig eine Glücksspielsucht entwickelt, wenn diese Risikofaktoren vorliegen. *Schutzfaktoren* können den Verlauf der Erkrankung positiv beeinflussen oder dazu beitragen, dass sich eine Glücksspielsucht gar nicht erst entwickelt. Solche Schutzfaktoren können z. B. eine positive Selbstwahrnehmung, soziale Kompetenzen, positive Beziehungen und soziale Unterstützung, die Betroffene durch ihr Umfeld erhalten, sein.

4.1.2 Gesellschaftliche Risikofaktoren

Neben individuellen Risikofaktoren spielt auch die Lebensumwelt bei der Entwicklung einer Glücksspielsucht eine nicht unerhebliche Rolle. Große Bedeutung kommt z. B. der *Einstellung der Gesellschaft gegen-*

über Glücksspielen zu, d. h. inwiefern Glücksspiele sozial akzeptiert werden. Weiterhin wird auch die Bereitschaft der Betroffenen, Hilfe zu suchen bzw. anzunehmen, durch kulturelle Werte und Normen der Gesellschaft beeinflusst. Auch die *Verfügbarkeit von Glücksspielen* in einer Gesellschaft ist von Bedeutung: In Deutschland ist das Automatenspiel in Spielhallen sehr leicht verfügbar, nahezu flächendeckend sind verschiedene Spielhallen vorhanden. Ebenso können Sportwetten oder Glücksspiele im Internet sehr einfach und von überall genutzt werden.

Daneben beeinflussen die *Arbeits- und Lebensverhältnisse* die Nutzung von Glücksspielen: Glücksspiele können eine Alternative zur Routine des Alltags darstellen und kurzfristig Entspannung und Abwechslung bringen.

Einstellung gegenüber Glücksspielen

Besondere Bedeutung kommt der Einstellung gegenüber Glücksspielen in der Gesellschaft, aber auch im sozialen Umfeld bzw. in der Familie zu: Sie beeinflusst die Nutzung bzw. die Situationen, in denen Glücksspiele genutzt werden, stark. Wird das Glücksspiel als Freizeitvergnügen erlebt oder als Entspannungsmöglichkeit nach stressreichen Situationen genutzt? Wird es als positiv oder belastend angesehen? Wie selbstverständlich wird akzeptiert, dass Freundinnen und Freunde oder Familienmitglieder Glücksspiele spielen? Diese Einstellungen werden durch den Freundeskreis oder die Familie wesentlich geprägt. In vielen Fällen ist oder war das Glücksspielverhalten anderer Familienmitglieder Vorbild für das eigene Spielverhalten.

Deshalb ist es wichtig, die eigene Position gegenüber Glücksspielen zu kennen und diesbezüglich auch deutlich Position zu beziehen. Besonders gilt dies Kindern gegenüber, denn der erste Kontakt zu Glücksspielen findet häufig über die Herkunftsfamilie statt, auch wenn heutzutage Zugangswege über soziale Netzwerke im Internet eine zunehmende Rolle spielen.

Übung:

Welche Einstellung haben Sie selbst gegenüber Glücksspielen?

- ☐ Richtig genutzt können Glücksspiele viel Spaß machen.
- ☐ Ich erlebe Glücksspiele sowohl positiv als auch negativ.
- ☐ Auf keinen Fall möchte ich, dass meine minderjährigen Kinder Glücksspiele spielen.
- ☐ Ich finde, jedes Glücksspiel ist eine Gefahr.
- ☐ Es gibt „harmlose" und „gefährliche" Glücksspiele.
- ☐ Aus meiner Sicht gehören alle Glücksspiele verboten.
- ☐ Ich kann verstehen, wieso manche Leute den Nervenkitzel beim Glücksspielen suchen.
- ☐ Auch Glücksspiele um Punkte oder Spielgeld sind Glücksspiele.
- ☐ Glücksspiele sind keine harmlose Unterhaltung wie ins Kino oder Abendessen gehen oder Ähnliches.
- ☐ ____________________
- ☐ ____________________
- ☐ ____________________

4.1.3 Merkmale von Glücksspielangeboten

Auch typische Merkmale von Glücksspielen beeinflussen das Risiko, dass eine Abhängigkeit entsteht: Unterschiedliche Glücksspiele haben je nach Ausgestaltung ein unterschiedliches Gefährdungspotenzial. Um nachvollziehen zu können, warum bestimmte Spiele besonders attraktiv für uns Menschen sind, muss man sich zunächst verdeutlichen, wie Glücksspiele wirken.

Wie wirken Glücksspiele?

Wie bereits beschrieben, ermöglichen Glücksspiele den Spielerinnen und Spielern für die Dauer des Spiels, die Realität zu vergessen (siehe auch Kapitel 3.2 und 3.4). Zum einen wirken Glücksspiele stimulierend und euphorisierend („Kick"), zum anderen haben sie auch eine beruhigende und entspannende Wirkung. Der Kick entsteht durch den Einsatz von Geld und die dadurch entstehende Unsicherheit und Spannung während des Glücksspiels. Diese Anspannung findet durch das Spielen an sich unabhängig vom Spielausgang statt. Die Angst vor einem potenziellen Verlust zusammen mit der Hoffnung auf einen Gewinn führt zu einem Nervenkitzel. Gleichzeitig wirken die Spiele entspannend, da während der Spielteilnahme Alltagssorgen, Probleme und Konflikte vergessen und verdrängt werden können (siehe Kapitel 3.4). Bei einem Gewinn entstehen zudem Euphorie und Wohlbefinden. Gleichzeitig wird der Gewinn als Erfolg erlebt, die Fantasie wird angeregt, z.B. träumt man davon, was man mit dem Gewinn machen könnte, und es werden weitere Gewinne gedanklich vorweggenommen. Bei einem Verlust stellt sich Enttäuschung ein, teilweise verbunden mit Minderwertigkeitsgefühlen. Kann dann jedoch ohne Unterbrechung weitergespielt werden, kann dieses Verlusterleben umgangen werden: Ein erneuter Einsatz geht mit einer erneuten Hoffnung auf einen Gewinn einher. Somit wird Glücksspielen über die Zeit zu einem Weg, um Stimulation und Euphorie sowie Entspannung und Ablenkung auszulösen. Dadurch lässt sich die Realität ausblenden.

Durch seine Ausgestaltung wirkt das Glücksspiel auf verschiedene Sinne und nimmt die Glücksspielerinnen und Glücksspieler vollständig ein. Damit können Alltagssorgen und Probleme sowie vorangegangene Verluste vergessen und unangenehme Gefühle, wie Stress, Angst oder Schuld, vermieden werden. Wenn Glücksspiele häufig hintereinander gespielt werden, kann sich ein Kreislauf aus Anspannung und Entspannung entwickeln, der von den Betroffenen positiv erlebt wird. Damit bieten Glücksspiele eine Möglichkeit, Euphorie und Glücksgefühle zu erfahren.

Gefährdungspotenzial von Glücksspielen

Die Wirkung, die Glücksspiele haben, hängt von der jeweiligen Ausgestaltung des Spiels ab. Häufig werden von Betroffenen Spiele genutzt, die eine schnelle Abfolge haben, sich zeitnah wiederholen lassen und unterschiedliche Einsätze ermöglichen. Dabei wird zwischen folgenden Merkmalen von Glücksspielen unterschieden, die das Risiko für die Entwicklung einer Glücksspielsucht beeinflussen (Meyer et al., 2010; Meyer & Bachmann, 2011; siehe auch Abbildung 1).

Die *Ereignisfrequenz* beschreibt die Zeiteinheit, die zwischen dem Einsatz, dem Spielausgang und der nächsten Gelegenheit zum Spiel steht. So hat z. B. Lotto in der derzeitigen Form eine geringe Ereignisfrequenz, da Lotto zweimal wöchentlich ausgespielt wird und somit zwischen Einsatz, Spielausgang und nächster Spielgelegenheit ein längerer Zeitraum liegt. Spielbankspiele oder Automatenspiele haben dagegen eine sehr hohe Ereignisfrequenz, da zwischen Einsatz und Spielausgang nur wenig Zeit vergeht und die Spiele in schneller Wiederholung angeboten werden. Diese rasche Spielabfolge ermöglicht den Glücksspielerinnen und

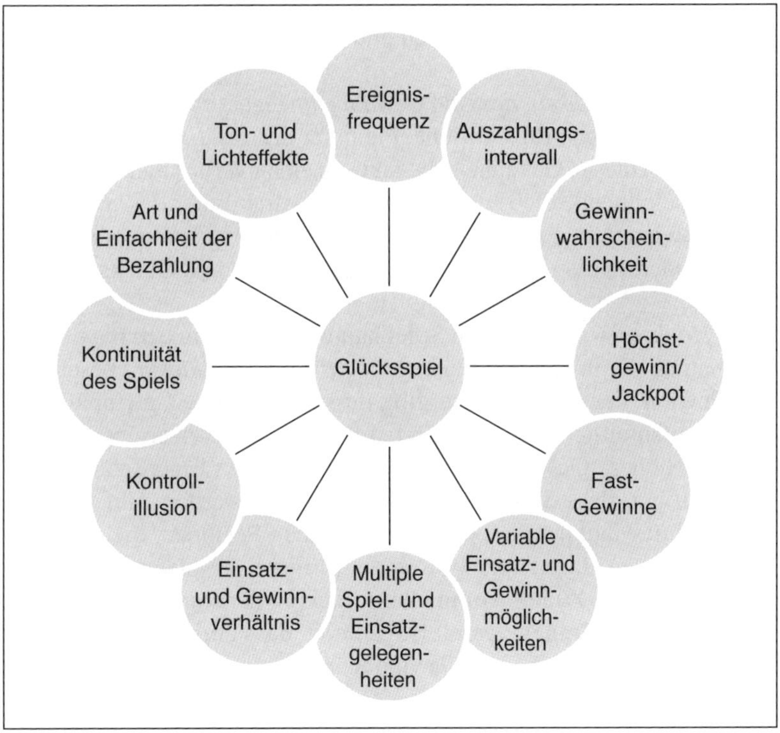

Abbildung 1: Merkmale von Glücksspielen

Glücksspielern, die Realität auszublenden. Außerdem kann nach einem Verlust unmittelbar weitergespielt werden. Dabei geht der Überblick über die verspielte Zeit und das dafür eingesetzte Geld leicht verloren.

Wichtig ist auch der Zeitraum, der zwischen Spielausgang und Gewinnauszahlung liegt, das sogenannte *Auszahlungsintervall*. Auch hier unterscheiden sich die verschiedenen Glücksspielarten: Bei Spielbanken- und Automatenspielen ist in der Regel der Zeitraum zwischen Ende des Spiels und dem Erhalt des Gewinns sehr gering, auch wenn Jetons oder Punkte verwendet werden. Je kürzer dieser Zeitraum, umso belohnender wird ein Gewinn erlebt und umso stimulierender ist das Glücksspiel an sich. Zudem kann bei einem kurzen Auszahlungsintervall ein möglicher Gewinn sofort für ein weiteres Spiel genutzt werden. Sofortiges Weiterspielen führt, ebenso wie eine hohe Ereignisfrequenz, dazu, dass die Realität ausgeblendet werden kann. Das macht diese Spiele für betroffene Glücksspielerinnen und Glücksspieler reizvoller.

Die *Wahrscheinlichkeit, dass ein Gewinn eintritt*, hat ebenfalls einen Einfluss. Dies gilt auch für Gewinne, die unter der getätigten Einsatzhöhe liegen. Auch diese „Gewinne", die faktisch einen Verlust darstellen, werden als belohnend erlebt und steuern zur Attraktivität des Spiels bei. Jeder Gewinn trägt zu einer euphorischen Stimmung bei und macht das Spiel wiederum attraktiver für Glücksspielerinnen und Glücksspieler.

Beim *Höchstgewinn* in einem Spiel handelt es sich um den maximalen Geldbetrag, der in einem Spiel angeboten wird. Der *Jackpot* beschreibt den Gewinn, der sich daraus ergibt, dass nicht fällige Gewinnauszahlungen aufsummiert werden, z. B. beim Lotto. Dadurch ergibt sich eine sehr viel höhere Gewinnauszahlung. Diese beiden Eigenschaften tragen dazu bei, dass Spiele fortlaufend gespielt werden. Ein weiteres Merkmal des Jackpots ist, dass dadurch auch Personen, die nur gelegentlich spielen, dazu angeregt werden, vermehrt zu spielen: Da „lohnt" sich ein Gewinn. Zudem kommt beim Jackpot der sogenannte *Spielerfehlschluss* zum Tragen: Damit ist gemeint, dass Personen denken, die Wahrscheinlichkeit für einen Gewinn würde ansteigen, wenn über einen längeren Zeitraum niemand gewonnen hat, quasi ein „Jetzt ist der Jackpot fällig". Dies ist jedoch nicht der Fall, da jedes Spielereignis unabhängig vom vorangegangenen Spielereignis stattfindet. Dieser Fehlschluss kommt auch bei anderen Spielen zum Tragen, beispielsweise, wenn bei einem Roulette mehrmals hintereinander die Farbe Rot gewinnt. Viele Glücksspielerinnen und Glücksspieler gehen davon aus, dass dann die Farbe Schwarz kommen muss – auch dies ist nicht der Fall, da jedes Spielereignis unabhängig vom vorherigen Spielereignis ist. Die Chance für Rot oder Schwarz bleibt immer gleich groß – im Fall von Roulette 48,6 %. Diese Wahrscheinlichkeit ergibt sich daraus, dass es insgesamt 37 Zahlen gibt: Die Zahlen 1 bis 36 sind aufgeteilt in jeweils 18 rote und 18 schwarze Zahlen, zudem gibt es die grüne Null. Damit beträgt die Chance auf Rot oder Schwarz 18:37 = 48,6 %.

Sogenannte *Fast-Gewinne* fühlen sich für Glücksspielerinnen und Glücksspieler beinahe so gut an wie Gewinne. Mit dem Spielergebnis wäre fast ein Gewinn erzielt worden: z. B. zwei von drei richtigen Symbolen an einem Automaten oder die Zahlen direkt neben den getippten Zahlen beim Lotto. Dabei wird die Erwartung hervorgerufen, dass ein Gewinn unmittelbar bevorsteht, obwohl eigentlich ein Verlust eingetreten ist. An vielen Spielautomaten treten Fast-Gewinne überzufällig häufig auf.

Ein weiteres Merkmal stellen *variable Einsatz- und Gewinnmöglichkeiten* dar. Hierbei können Spielerinnen und Spieler die Einsatzhöhe und damit die Gewinnmöglichkeiten selbst bestimmen. Es ist z. B. möglich, mit einem sehr geringen Einsatz zu beginnen, und anschließend die Einsätze zur Steigerung der Spannung zu erhöhen. Viele Glücksspielerinnen und Glücksspieler erhöhen auch bei Verlusten ihre Einsätze, in der Hoffnung mit dem dann möglichen höheren Gewinn die vorangegangenen verlorenen Spiele ausgleichen zu können. Auch *vielfältige Spiel- und Einsatzgelegenheiten* lassen Glücksspielerinnen und Glücksspielern die Wahl, gleichzeitig an mehreren Spielen teilzunehmen oder mehrere Einsätze zur gleichen Zeit zu tätigen. Damit lässt sich wiederum die Spannung steigern; zudem werden damit die Gewinnchancen, aber auch der potenzielle Verlust höher. Auch diese Varianten werden häufig in der Hoffnung auf mehr Gewinn genutzt.

Ein weiteres wichtiges Merkmal, das Einfluss auf die Wirkung eines Glücksspiels hat, ist das *Einsatz- und Gewinnverhältnis*. Gemeint ist damit die mögliche Gewinnhöhe in Beziehung zur Höhe des Einsatzes.

Besonders hoch ist dieser Unterschied z. B. beim Lotto: Mit relativ niedrigem Einsatz kann mit sehr viel Glück ein hoher, wenn auch extrem unwahrscheinlicher Gewinn gemacht werden. Grundsätzlich ist der Spielanreiz dann besonders hoch, wenn Glücksspielerinnen und Glücksspieler das Gefühl haben, sie hätten (noch) reelle Gewinnchancen, und gleichzeitig der potenzielle Gewinn groß genug ist, um als Glücksfall erlebt zu werden.

Verschiedene Merkmale von Glücksspielen tragen außerdem zur *Kontrollillusion* bei: Dies meint den Glauben von Glücksspielerinnen und Glücksspielern, durch eigenes Können oder Strategien einen Einfluss auf den Ausgang des Spiels zu haben bzw. den Ausgang des Spiels voraussehen zu können. Diese Illusion wird dadurch gefördert, dass Spielerinnen und Spieler in den Spielablauf einbezogen werden, etwa durch Stopp- und Risikotasten bei Automatenspielen, oder durch die Betonung eigenen Wissens und eigener Kompetenzen, etwa bei Sportwetten oder Poker.

Für Betroffene sind zudem häufig Spiele attraktiv, die ohne Unterbrechung gespielt werden können und bei denen ein Wechsel zwischen verschiedenen Spielen ohne Pausen möglich ist. Diese *Kontinuität des Spiels* trägt dazu bei, dass Glücksspielerinnen und Glücksspieler die Realität ausblenden und ihre Probleme vergessen können. Eine hohe Kontinuität findet sich insbesondere bei Spielautomaten oder bei online verfügbaren Spielmöglichkeiten.

Auch die *Art und Einfachheit der Bezahlung* hat einen Einfluss: Je einfacher Geld zum Spielen eingesetzt werden kann, umso geringer ist die Hemmschwelle zur Spielteilnahme. Zudem wird der eigentliche Wert des Einsatzes verschleiert, indem Punkte oder Jetons anstelle von Geld verwendet werden. Dies wird bei manchen Spielen durch die Nutzung bargeldloser Zahlungsmittel, etwa bei Spielen im Internet, noch gefördert. Dadurch sinkt die Hemmschwelle für die Spielteilnahme und den Einsatz von Geld, Verluste werden geringer eingeschätzt und es wird risikoreicher gespielt.

Ein weiteres wichtiges Merkmal sind *Ton- und Lichteffekte*. Diese Effekte vermitteln das Gefühl von Vergnügen und Aktivität. Bestimmte

Tonfolgen oder Lichtsignale werden mit Gewinnen verbunden. Diese Signale werden auch bei Gewinnen unterhalb der Einsatzhöhe genutzt. Dadurch entsteht z. B. in einer Halle mit mehreren Automaten das Gefühl, dass häufig Gewinne auftreten, und der Eindruck, dass der nächste eigene Gewinn unmittelbar bevorsteht.

Neben diesen Merkmalen gibt es noch weitere Faktoren, die eine Auswirkung auf die Nutzung von Glücksspielen haben. Dazu gehört beispielsweise, dass Glücksspielerinnen und Glücksspieler häufig Spiele bevorzugen, die mit *eigenen Interessen* verknüpft sind und bei denen sie das Gefühl haben, sie könnten mit ihrem eigenen Wissen und Können das Spielergebnis beeinflussen oder voraussehen. So sind Sportwetten z. B. insbesondere für sportbegeisterte Glücksspielerinnen und Glücksspieler attraktiv. Dabei gehen sie davon aus, dass sie mit Wissen über den Sport an sich und über die am Spiel beteiligten Mannschaften das Spielergebnis vorhersagen können. Dies ist allerdings nicht der Fall: Studien zeigen, dass sich die Vorhersagen von Personen, die sich für Sport interessieren, entsprechend gut informiert sind und von sich denken, Ergebnisse von Spielen vorhersagen zu können, nicht von den Vorhersagen unterscheiden, die Personen ohne besonderes Interesse am und Wissen um den Sport treffen (Meyer & Hayer, 2005; Towfigh et al., 2013). Auch betrachten diejenigen, die von ihrem Wissen überzeugt sind, Sportwetten eher als Geschicklichkeitsspiele und unterschätzen die Glückskomponente. Zudem führen Spielerinnen und Spieler mit einem problematischen Sportwettverhalten Gewinne insbesondere auf ihr eigenes Wissen und Können zurück, während Verluste im Nachhinein plausibel erklärt werden. Gleichzeitig werden auch hier Gewinne stärker wahrgenommen als Verluste, sodass sich das Verhalten weiter verfestigt.

Ein weiterer wichtiger Punkt ist die *Verfügbarkeit* von Glücksspielen. Studien aus verschiedenen Ländern zeigen, dass es einen Zusammenhang gibt, wie viele Glücksspiele verfügbar sind, wie stark sie nachgefragt werden und wie viele Glücksspielerinnen und Glücksspieler es gibt: Wenn mehr Glücksspielangebote verfügbar sind, nutzen mehr Menschen diese Angebote und es gibt mehr Personen, die Probleme mit dem Glücksspielen oder eine Glücksspielsucht haben (Meyer & Hayer, 2010).

Fazit:

Die Entwicklung einer Glücksspielsucht lässt sich nicht auf einen einzigen oder wenige eindeutige Faktoren zurückführen. Ihre Entstehung ist vielmehr durch mehrere Faktoren bedingt. Stark vereinfacht geht man davon aus, dass bei der anfänglichen Entstehung Umweltfaktoren eine größere Rolle spielen (also z. B. die Verfügbarkeit von Glücksspielen oder die Einstellung der Gesellschaft gegenüber Glücksspielen), im längerfristigen Verlauf dann jedoch individuelle Risikofaktoren in den Vordergrund treten (Bühringer et al., 2013).

4.2 Phasen der Glücksspielsucht

Der Weg in die Glücksspielsucht ist bei den meisten Betroffenen sehr ähnlich. Deswegen werden drei Hauptphasen der Krankheit unterschieden, in denen sich jeweils verschiedene typische Verhaltensweisen finden: das *positive Anfangsstadium*, das *kritische Gewöhnungsstadium* und das *Suchtstadium* (Custer, 1987). Die Übergänge von einem unproblematischen zu einem problematischen Konsum sind dabei oft fließend.

Im *positiven Anfangsstadium* spielen Betroffene zunächst nur gelegentlich und sammeln durch (häufige) Gewinne positive Erfahrungen. Deswegen sagt man auch, „Wer Pech hat, gewinnt am Anfang“. Durch die Gewinne steigert sich das Selbstwertgefühl und es entsteht ein unrealistischer Optimismus. Gleichzeitig wird häufig über große Gewinne fantasiert.

Im *kritischen Gewöhnungsstadium* wird das Glücksspielen immer intensiver, d. h. es wird immer häufiger und länger gespielt. Auch die Verluste häufen sich. Das Glücksspiel beherrscht das Denken. Da immer mehr Zeit mit dem Spielen verbracht wird, werden berufliche aber auch private Kontakte vernachlässigt. Gleichzeitig belügen Betroffene ihre

Umwelt, um zu verheimlichen, wie viel sie inzwischen spielen. In der Regel wurden nun bereits große Verluste gemacht, weshalb in vielen Fällen erneut gespielt wird, in der Hoffnung, diese mit einem großen Gewinn auszugleichen.

Wird trotz dieser negativen Folgen immer weiter gespielt, kommen Betroffene in das *Suchtstadium*: Sie verlieren die Kontrolle über das Glücksspielen. Dadurch entstehen massive Folgeschäden. Familienmitglieder, Freundinnen und Freunde bemerken in vielen Fällen starke Persönlichkeitsveränderungen. Oftmals begehen Betroffene illegale Handlungen, um an Geld zum Spielen zu gelangen. Ein sozialer Abstieg und starke Verzweiflung führen bei vielen Betroffenen zu Hoffnungslosigkeit und Suizidgedanken.

Jede dieser Phasen der Glücksspielsucht hat auch Auswirkungen auf die Familienmitglieder und den Freundeskreis der Spielerin bzw. des Spielers. Sie durchlaufen ebenso verschiedene Phasen, allerdings nicht zwingend parallel zu denen der Betroffenen. Die drei Hauptphasen konnten Sie vielleicht auch schon bei sich selbst beobachten: Die erste Phase ist die *Verleugnungsphase*, in der vermehrtes Glückspielen bzw. die Erklärungen der Betroffenen oftmals noch akzeptiert werden. Jedoch macht man sich hier bereits gelegentlich Sorgen um das Glücksspielverhalten der Betroffenen. Daran schließt sich die *Belastungsphase* an: Es kommt zu Vorwürfen. Familienmitglieder, Freundinnen und Freunde werden oft bereits von Schuldgefühlen und starker Verunsicherung geplagt. Nach Aussprachen glauben sie jedoch meist noch an die Versprechungen der Spielerin bzw. des Spielers, künftig weniger zu spielen bzw. ganz mit dem Glücksspielen aufzuhören. Zumeist folgt dann die *Erschöpfungsphase*. Sie ist geprägt von Verwirrung, Selbstzweifeln und starken Ohnmachtsgefühlen, da Familienmitglieder, Freundinnen und Freunde oftmals das Gefühl haben, die Situation nicht beeinflussen zu können. Sie entwickeln häufig psychosomatische Beschwerden und versuchen nicht selten, die Spielerin oder den Spieler zu unterstützen, indem sie ihre bzw. seine Schulden übernehmen.

Übung:

Wenn Sie zurückdenken: An welche der beschriebenen Phasen können Sie sich bei sich selbst erinnern?

____

____

____

Welche typischen Verhaltensweisen haben Sie gezeigt?

____

____

____

Die vorgestellten Phasen zeigen den Weg in die Glücksspielsucht hinein. Natürlich gibt es sowohl für Glücksspielerinnen und Glücksspieler als auch für ihre Familienmitglieder und den Freundeskreis Wege aus der Sucht hinaus. Auch hier finden sich typische Phasen: Mit steigendem Problembewusstsein nehmen der Wunsch und die Suche nach Hilfe zu. Irgendwann werden Schwierigkeiten in Angriff genommen und Pläne für eine realistische Zukunft ausgearbeitet. Welche konkreten Möglichkeiten es gibt, diese Entwicklung gezielt voranzutreiben, und wo Sie sich entsprechende Hilfen holen können, wird in Kapitel 8.3 genauer beschrieben.

Fazit:

Es gibt verschiedene Phasen der Glücksspielsucht, in denen Betroffene und deren Familienmitglieder, Freundinnen und Freunde unterschiedliche Verhaltensweisen zeigen. Diese Phasen können sich parallel oder unabhängig voneinander entwickeln.

5 Welche Auswirkungen hat Glücksspielsucht?

Eine Glücksspielsucht hat verschiedene Auswirkungen sowohl auf die Glücksspielerinnen und Glücksspieler als auch auf ihre Familie und den Freundeskreis. Neben emotionalen Veränderungen – z. B. Schuldgefühle, Hoffnungslosigkeit, Erschöpfung oder Verzweiflung – sind meistens die finanziellen Auswirkungen massiv. In diesem Kapitel werden zunächst die Auswirkungen auf die Betroffenen betrachtet, bevor auf die Auswirkungen eingegangen wird, die Familie und Freundeskreis erleben.

Gut zu wissen:

Wenn Sie selbst negative Auswirkungen durch die Glücksspielsucht erfahren, haben Sie ein Anrecht darauf, Unterstützung und Hilfe zu erhalten – unabhängig davon, ob sich die bzw. der Betroffene als spielsüchtig einstuft oder nicht.

5.1 Auswirkungen auf Glücksspielerinnen und Glücksspieler

Eine Glücksspielsucht hat Auswirkungen auf alle Lebensbereiche von Glücksspielerinnen und Glücksspielern. Der Familie und dem Freundeskreis fallen häufig Veränderungen der Persönlichkeit auf, die bis hin zur Entwicklung von verschiedenen Folgeerkrankungen reichen können. In der Regel sind auch die Auswirkungen auf Familie und Freundeskreis massiv, in vielen Fällen wird darüber hinaus der Arbeitsplatz in Mitleidenschaft gezogen. Zudem haben viele Spielerinnen und Spieler finanzielle Schwierigkeiten. In einigen Fällen kommt es in der Folge zu einer sogenannten Beschaffungskriminalität.

Beispiel: Thomas M. (Spieler)
„Ich war es einfach müde … Immer stand ich unter Strom, entweder, weil ich nicht spielen konnte oder weil ich spielen war. Ich kam ständig zu spät zur Arbeit, weil ich vorher noch in die Halle gefahren bin. Danach hatte ich erst mal nur die Geräusche und Farben von meinem Automaten im Kopf. Mittags hab ich dann das Essen ausgelassen, weil ich das Geld ja in der Früh schon im Automaten versenkt hatte. Ich war meistens unkonzentriert, ungeduldig und schlecht drauf. Natürlich bin ich dann vor lauter Frust auf dem Heimweg wieder in die Halle, vorher schnell noch am Geldautomaten vorbei, Nachschub holen. Ich wusste, daheim gibt's wieder Stress, weil meine Frau umsonst auf mich gewartet hat und weil ich ihr eigentlich versprochen hatte, nicht wieder spielen zu gehen. Aber ohne den Automaten hab ich es nicht mehr ausgehalten. Ich war ständig pleite, habe meine Frau angepumpt und alle Kollegen und Freunde. Und irgendwann habe ich angefangen, Sachen zu verkaufen. Erst Kleinigkeiten, die ich nicht mehr gebraucht habe, aber später einfach alles, was mir in die Finger gekommen ist. Sogar den Fernseher habe ich zum Pfandleiher gebracht. Schließlich habe ich Sachen von meiner Frau versetzt und dachte, ich hol's ja gleich wieder, sobald ich gewonnen habe. Aber natürlich habe ich nie gewonnen …"

Veränderungen der Persönlichkeit

Mit zunehmendem Glücksspielverhalten dreht sich für die Betroffenen das gesamte Leben nur noch um das Glücksspiel. Häufig denken sie auch in anderen Situationen darüber nach, wann und wo sie das nächste Mal spielen gehen und wie sie weiteres „Spielgeld" auftreiben können. Viele Betroffene spielen über einen langen Zeitraum, z. B. die ganze Nacht. Durch die andauernde gedankliche Abwesenheit und die Übermüdung kann es zu Konzentrations- und Leistungsmängeln kommen sowie zu einem Verlust der Motivation für andere Tätigkeiten. Die Gedanken kreisen häufig darum, welche Konsequenzen es hätte, wenn das Glücksspielverhalten „auffliegen" würde. Dazu gehört die Sorge, von der Familie und dem Freundeskreis im Stich gelassen zu werden, unter Umständen aber auch die Angst vor strafrechtlichen Konsequenzen, wenn z. B. Gelder veruntreut oder andere kriminelle Handlungen begangen wurden.

Zudem berichten viele Glücksspielerinnen und Glücksspieler von einer massiven Erschöpfung, von Selbstzweifeln, Schuld- und Panikgefühlen und von Scham. Sie bemerken, wie ihre Lebensentwürfe ins Wanken geraten und sie den selbst gesetzten Ansprüchen nicht gerecht werden. Meistens versuchen die Betroffenen früher oder später, ihr Glücksspielverhalten einzuschränken oder ganz mit dem Glücksspielen aufzuhören, fallen aber häufig immer wieder in alte Verhaltensweisen zurück. Das führt wiederum zu Verzweiflung, Hoffnungslosigkeit und Selbstverachtung.

Entstehung von (Folge-)Krankheiten

In vielen Fällen haben Personen mit Glücksspielproblemen noch weitere Erkrankungen (siehe Kapitel 3.7). Nicht immer ist eindeutig, ob diese Erkrankungen schon vor dem Beginn der Glücksspielproblematik bestanden oder sich als Folge entwickelt haben. In manchen Fällen lässt sich allerdings die zeitliche Abfolge klar erkennen. Beispielsweise berichten manche Betroffenen, dass sie im Verlauf der Glücksspielproblematik zunehmend niedergeschlagener, hoffnungsloser und verzweifelter wurden. In einigen Fällen entwickelt sich daraus sogar eine Depression, die ebenfalls behandelt werden muss. Nach langen Glücksspielphasen und hohen Verlusten hat ein Teil der Betroffenen – Behandlungsstudien zufolge jede dritte Person – auch Suizidgedanken (Petry & Kiluk, 2002). Einige unternehmen Suizidversuche, ein Teil davon vollzieht den Suizid.

Manche Betroffenen berichten, dass sie aufgrund ihrer Glücksspielsucht immer häufiger Alkohol konsumiert haben, um sich zu entspannen, was bis zu einem Alkoholmissbrauch bzw. einer -abhängigkeit führen kann. In anderen Fällen werden die Entzugserscheinungen, die bei dem Versuch auftreten, mit dem Glücksspiel aufzuhören, mit Alkohol „betäubt". Bei einigen verlagert sich das Suchtverhalten auf Alkohol, bei anderen entwickelt sich eine zusätzliche Abhängigkeit. In manchen Fällen wechseln sich die Suchtverhaltensweisen ab: Wenn Geld vorhanden ist, werden Glücksspiele gespielt, anschließend wird wieder Alkohol konsumiert, bis neues Geld auf dem Konto ist. Andere Betroffene schaffen es, ihr Glücksspielverhalten so lange zu kontrollieren, bis sie Alkohol konsumieren und fallen dann in alte Verhaltensweisen zurück.

Neben den psychischen Folgeerkrankungen gibt es auch verschiedene körperliche Probleme und Erkrankungen, die sich aufgrund der Glücksspielsucht entwickeln können. Vielfach handelt es sich dabei um stressbedingte Folgeerkrankungen, wie Beeinträchtigungen des Herz-Kreislauf-Systems, z. B. Bluthochdruck oder Herzerkrankungen, Probleme mit der Muskulatur inklusive Kopf- und Rückenschmerzen, den Verdauungsorganen, dem Stoffwechsel oder dem Immunsystem. Darüber hinaus kommen immer wieder Glücksspielerinnen und Glücksspieler mit einer Fehl- oder Mangelernährung in Beratung oder Behandlung, da aufgrund der Glücksspielsucht kaum oder kein Geld für eine ausgewogene Ernährung vorhanden ist.

Familie und Freundeskreis

Die Konflikte in Familie und Freundeskreis, die durch das Glücksspielen entstehen, belasten alle Seiten, auch die Betroffenen selbst. Diese Konflikte ergeben sich zum Teil durch das Glücksspielverhalten, zum Teil bestanden aber auch vor Beginn der Glücksspielproblematik schon Schwierigkeiten. Themen sind häufig Lügen bzw. Verheimlichen und damit zusammenhängend Misstrauen und Vertrauensverlust. Das Aufrechterhalten einer Fassade führt zudem zu einer zunehmenden Isolation der Betroffenen. Konflikte ergeben sich auch aus den glücksspielbedingten Stimmungswechseln oder Persönlichkeitsveränderungen und aus den konkreten Folgen des Glücksspielverhaltens, wie z. B. der häufigen Abwesenheit von zu Hause, der gedanklichen Eingenommenheit und den finanziellen Verlusten.

Arbeitsplatz

Bei vielen Betroffenen wird durch die Glücksspielproblematik auch der Arbeitsplatz in Mitleidenschaft gezogen. So werden z. B. durch die ständige gedankliche Beschäftigung mit dem Glücksspiel Arbeitsaufträge vernachlässigt. Hinzu kommt, dass teilweise Absprachen bezüglich der Arbeitszeiten nicht mehr eingehalten werden. Häufig wird dies eine Zeit lang vom Kollegenkreis gedeckt, längerfristig ergeben sich daraus aber zusätzliche Konflikte, die bis hin zu einem Arbeitsplatzverlust führen können.

Die finanziellen Auswirkungen der Glücksspielsucht machen sich immer wieder auch am Arbeitsplatz bemerkbar: Einige Spielerinnen und Spieler leihen sich Geld im Kollegenkreis oder lassen sich Vorschüsse auf ihr Gehalt geben, um Totalverluste kurzfristig zu überbrücken.

Finanzielle Situation und Schulden

Im Verlauf ihrer Erkrankung erfahren alle Betroffenen finanzielle Auswirkungen der Glücksspielsucht, teilweise bis hin zum finanziellen Zusammenbruch. Zunächst wird in der Regel vorhandenes Geld, z. B. Einnahmen oder Erspartes, verspielt, bevor nach und nach Schulden angehäuft werden. Zudem wird häufig die Altersvorsorge vernachlässigt oder aufgegeben. Dies hängt damit zusammen, dass Geld eine zentrale Rolle bei der Glücksspielsucht einnimmt: Geld ist nicht mehr ausschließlich ein Zahlungsmittel, sondern wird direkt zum Suchtmittel. Auch bei anderen Suchterkrankungen geraten Betroffene häufig in finanzielle Schwierigkeiten; im Unterschied zum Glücksspiel dient dort aber Geld zum Erwerb des Suchtmittels. Personen mit Glücksspielproblemen sind dagegen bei allen alltäglichen Transaktionen, z. B. beim Einkaufen im Supermarkt, beim Erwerb einer Fahrkarte oder beim Tanken, direkt ihrem Suchtmittel ausgesetzt. Sie verlieren im Verlauf der Erkrankung häufig den Bezug dazu, dass Geld im Tausch für notwendige alltägliche Dinge wie Essen, Miete, Strom oder den Telefonanschluss ausgegeben werden muss. Das dafür genutzte Geld wird somit als „verschwendet" angesehen, weil es nun nicht mehr als Spieleinsatz zur Verfügung steht.

Beispiel: Christian S. (Spieler)
„Irgendwann ist mir aufgefallen, dass es wirklich absurd war: Ich habe an einem Abend 300 bis 400 € in einen Automaten geworfen, aber wenn meine Frau beim Einkaufen ein teures Markenprodukt gekauft hat, bin ich fast ausgerastet. Ich habe ihr dann immer vorgeworfen, sie würde unser Geld rausschmeißen. Als ob es bei den Summen, die ich verspielt habe, auf die 20 Cent Unterschied angekommen wäre … Aber das Geld, das wir beim Einkaufen ausgegeben haben, war halt weg, damit konnte ich nicht spielen gehen."

Betroffene berichten häufig, dass sie ab einem bestimmten Punkt davon besessen waren, das verspielte Geld zurückzugewinnen. Dies ist allerdings aufgrund des Hausvorteils langfristig betrachtet nicht möglich (siehe Kapitel 2.1). Dieses „dem Verlust hinterherjagen“ ist eines der Hauptmerkmale der Erkrankung (siehe Kapitel 3.3) und führt mit dazu, dass Betroffenen das Aufhören so schwer fällt.

Zusätzlich tragen die zum Teil massiven finanziellen Auswirkungen und Schulden dazu bei, dass Glücksspielerinnen und Glücksspieler sich in einer Spirale erleben: Durch das Glücksspiel geraten sie immer weiter in die finanzielle Schieflage, gleichzeitig setzen sie ihre Hoffnung auf den „großen Gewinn“, mit dem sie auf einen Schlag alles ausgleichen könnten.

Glücksspielerinnen und Glücksspieler, die im ambulanten Bereich Hilfe suchen, haben durchschnittlich 20.000 € Schulden aufgrund der Glücksspielproblematik (Kroher et al., 2010). Insgesamt hat etwa ein Drittel keine Schulden, ein weiteres Drittel Schulden bis 10.000 € und ein Drittel höhere Schulden, wobei 7 % Schulden von mehr als 50.000 € haben (Braun et al., 2014). Die Schulden entstehen sowohl im privaten Bereich, z. B. in der Familie und im Freundeskreis, als auch durch die Aufnahme von Krediten bei Banken oder privaten Kreditvermittlern.

Beispiel: Ute T. (Spielerin)
„Ich habe mir ständig irgendwo unter irgendeinem Vorwand Geld geliehen. Meistens habe ich mit einem Teil des Geldes dann Schulden bei jemand anderem beglichen und den Rest verzockt. Ich habe dabei immer genau aufgepasst, wem ich welche Story erzählt habe, damit ich mich nicht verrate. Ich hab auch immer pünktlich zurückgezahlt, meine Freunde fanden mich in Gelddingen echt zuverlässig. Drum haben sie mir auch immer höhere Summen geliehen. Und ich habe natürlich immer alle angebettelt, bloß nichts meiner Familie zu sagen oder mit Freunden drüber zu reden. Es durfte ja keiner rausbekommen, dass ich praktisch allen Geld schulde und mir für eine ausgedachte Ausgabe von verschiedenen Leuten Geld geliehen habe. Mit der Zeit war das dann fast wie ein weiteres Spiel für mich: Komme ich heute wieder damit durch? Schaffe ich es, dass mir nochmal jemand Geld leiht?“

Beschaffungskriminalität

Durch die andauernde Notwendigkeit, Bargeld zum Glücksspielen zur Verfügung zu haben, gerät ein großer Teil der Betroffenen „auf die schiefe Bahn" – Studien zufolge bis zu 90 % (Meyer & Bachmann, 2011). In der Regel geht es dabei um Eigentumsdelikte wie Diebstahl, Betrug, Fälschung oder Unterschlagung. Auch hier findet zumeist eine schrittweise Entwicklung statt: Dadurch, dass die Intensität des Glückspielens gesteigert wird und somit auch die Kosten zunehmen, gerät immer stärker in den Fokus, wie zusätzliche finanzielle Mittel beschafft werden können (siehe Abschnitt „Finanzielle Situation und Schulden" auf S. 51). Das ständige Leihen von Geld und die zunehmenden Lügen führen dazu, dass moralische Hemmschwellen immer wieder überschritten und damit zunehmend verschoben werden. Zu Beginn der Delikte steht meist das „Leihen von Geld ohne zu fragen", d. h. Geldbeträge werden aus der Familie oder dem Freundeskreis entwendet. Die Spielerin bzw. der Spieler ist dabei zunächst noch fest davon überzeugt, das Geld zurückgeben zu können, bevor die bzw. der Bestohlene etwas merkt. Teilweise werden auch heimlich Sparbücher oder Sparschweine der Kinder geleert. Auch hier haben die Betroffenen die Hoffnung, alles zurückzahlen zu können, bevor das Fehlen entdeckt wird. Wenn kein Geld verfügbar ist, werden häufig zunächst kleinere Gegenstände versetzt, später dann auch größere Gegenstände, wie Fernseher, Laptops oder Computer, Familienerbstücke oder Schmuckstücke. In der Regel fallen die Grenzen schrittweise: Wenn keine eigenen Besitztümer mehr zu Geld gemacht werden können, werden gemeinsame Besitztümer und später auch fremde Besitztümer versetzt. Meistens werden zunächst Dinge entwendet, deren Verlust nicht gleich auffällt, z. B. Schmuck, der nur selten getragen wird. Auch hier leben Spielerinnen und Spieler in der Hoffnung, alles auslösen und zurückgeben zu können, bevor das Fehlen auffällt.

In einigen Fällen entwickelt sich die Kriminalität auch außerhalb des engen Umfelds. In diesen Fällen sind ebenfalls Diebstähle, Betrug oder Fälschungen häufig; immer wieder kommt es auch zu Überfällen. Einige dieser Fälle finden auch den Weg in die Zeitung. So wurde etwa 2013 ein Glücksspieler mit ca. 500.000 € Schulden wegen schwerer räuberischer Erpressung verurteilt, der zwei Banküberfälle begangen hatte („Polizist als Bankräuber verurteilt“, 2013). In einem anderen Fall hat ein Glücksspieler eine Bank und eine Tankstelle überfallen und ist direkt im Anschluss mit der Beute zum Glücksspielen gegangen („Zockender Rentner wird zum Pechvogel-Räuber“, 2013). In Österreich wurde eine Gruppe inhaftierter männlicher Bankräuber untersucht (Schlembach et al., 2013). Dabei hat sich herausgestellt, dass es eine Untergruppe aus Glücksspielern gab: Die Bankräuber hatten keine kriminellen Karrieren hinter sich, sondern haben mehrmals kurz hintereinander dasselbe Geldinstitut überfallen. Bis sie von der Polizei gefasst wurden, hatten fast alle die Beute komplett wieder verspielt (Schlembach et al., 2013).

Glücksspielerinnen und Glücksspieler, die zur Beschaffung neuen „Spielgeldes“ kriminell werden, spielen im Vergleich zu nicht kriminellen Betroffenen häufiger und länger mit höheren Einsätzen und Verlusten. Die typischen Merkmale der Glücksspielsucht sind bei ihnen stärker ausgeprägt (Meyer & Bachmann, 2011).

5.2 Auswirkungen auf Familienmitglieder, Freundinnen und Freunde

Die Glücksspielsucht einer Person belastet auch die ganze Familie und den Freundeskreis. Häufig wissen die Menschen im Umfeld der Betroffenen lange nicht, wieso z. B. das Geld knapp ist oder warum Betroffene keine Zeit mehr haben und sich verändern. Wenn sie von der Glücksspielsucht erfahren, ziehen sich viele aus ihrem sozialen Umfeld zurück, um nicht lügen zu müssen und aus Scham über die Erkrankung. Dies führt häufig zu einer sozialen Isolation. Auch am Arbeitsplatz können sich die Folgen der Glücksspielsucht auswirken, z. B. wenn man sich Sorgen um die Person macht, die Probleme mit Glücksspielen hat, und darunter die Konzentration bei der Arbeit leidet. In den meisten Fällen wirkt sich die Glücksspielsucht auch in finanzieller Hinsicht auf Familienmitglieder, Freundinnen und Freunde aus: Sie werden von den Glücksspielerinnen und Glücksspielern immer wieder um Geld gebeten und teilweise auch bestohlen. Die Glücksspielsucht hat daher immer auch einen massiven Einfluss auf die Beziehung und führt häufig zum Verlust von Vertrauen und Respekt.

Insgesamt entsteht für die Familienmitglieder, Freundinnen und Freunde ein außerordentlicher Stress, der sich auch auf die eigene Gesundheit auswirken kann. Die Auswirkungen sind je nach Person und Beziehung unterschiedlich. Zudem geht jeder unterschiedlich mit den dadurch entstehenden Belastungen um. Ein weiterer wichtiger Punkt ist, dass die Auswirkungen nicht immer die gleichen sind, sondern sich im Verlauf der Erkrankung verändern können und sich je nach aktueller Situation unterschiedlich auswirken.

Übung:

Bitte denken Sie an die Übung „Welche Auswirkungen haben die Probleme mit Glücksspielen auf mich?“ auf Seite 14 zurück: Welche Auswirkungen haben Sie bei sich entdeckt?

- ☐ ______________________________
- ☐ ______________________________
- ☐ ______________________________
- ☐ ______________________________
- ☐ ______________________________

Belastung, Beanspruchung und Bewältigung

Die Erfahrungen, die Personen in Familie und Freundeskreis von Menschen mit Suchterkrankungen machen, sind in vielen Fällen sehr ähnlich, unabhängig davon, um welche Sucht es sich handelt. Im Modell, das in Abbildung 2 dargestellt ist, werden die Auswirkungen der Suchterkrankung auf die Familie, Freundinnen und Freunde aufgezeigt (Orford et al., 2007, 2009; Orford, Copello et al., 2010): Die Suchterkrankung stellt eine Belastung dar, die zu einer hohen Beanspruchung führt. Diese Beanspruchung kann sich in verschiedenen psychischen und körperlichen Anzeichen zeigen, z. B. Schlafprobleme, Probleme mit der Verdauung oder häufige Kopfschmerzen, sich ständig müde oder ausgelaugt fühlen oder auch kreisende Gedanken um die Glücksspielproblematik der betroffenen Angehörigen bzw. des betroffenen Angehörigen. Diese Beanspruchung ist allerdings nicht immer gleich stark und kann von unterschiedlichen Faktoren abgemildert werden. So kann z. B. eine gute soziale Unterstützung, d. h. die Unterstützung von Familie und Freundeskreis, aber auch von Bekannten, Kolleginnen und Kollegen, dazu beitragen, dass die Beanspruchung weniger stark ausfällt. Außerdem können verschiedene Bewältigungsstrategien dabei helfen, mit der Belastung umzugehen. *Involvierte* Bewältigungsstrategien sind darauf ausgelegt, das Glücksspielverhalten der bzw. des Betroffenen zu verändern. Eine andere Möglichkeit ist, dem Glücksspielverhalten eher *tolerant und akzeptierend* gegenüberzustehen. Bei *zurückziehend-eigenverantwortlichen* Bewältigungsstrategien steht eine Rückbesinnung auf sich selbst im Mittelpunkt. Auf diese Bewältigungsstrategien gehen wir in Kapitel 7.2 näher ein.

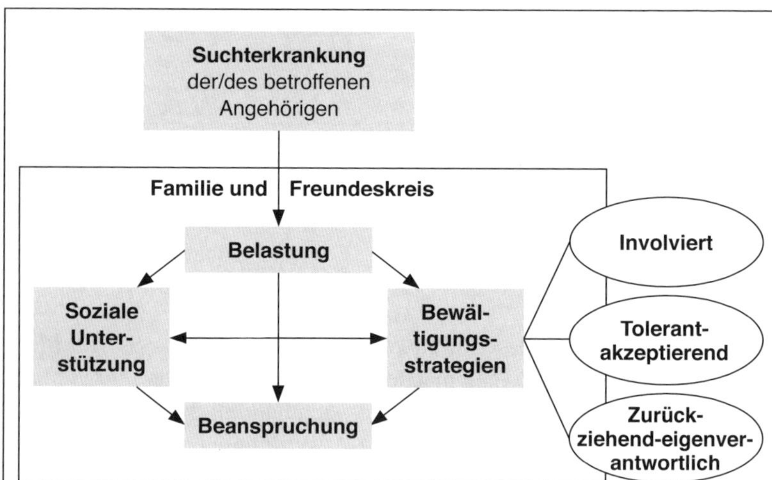

Abbildung 2: Zusammenwirken von Belastung, Beanspruchung und Bewältigung

Soziales Umfeld und Arbeitsplatz

Wie oben bereits kurz dargestellt, hat die Glücksspielsucht meistens auch massive Auswirkungen auf das soziale Umfeld von Familie und Freundeskreis der Betroffenen. Viele Menschen verheimlichen aus unterschiedlichen Gründen eine (Sucht-)Erkrankung naher Angehöriger in ihrem sozialen Umfeld. Manchmal geschieht dies aus einem Loyalitätsgefühl heraus: Wenn die Person, die Probleme mit Glücksspielen hat, nicht möchte, dass andere von der Erkrankung erfahren, respektieren diejenigen in der Familie und im Freundeskreis, die davon wissen, den Wunsch in der Regel zunächst. Allerdings bringen sie sich damit auch in ein Dilemma: Sie können bei ihren eigenen engen Bezugspersonen keine Unterstützung einholen, da diese nicht über die Glücksspielsucht informiert werden dürfen. Engen Bezugspersonen fällt allerdings häufig auf, wenn etwas nicht stimmt, und sie fragen nach. Um dann nicht lügen zu müssen, ziehen sich viele Familienmitglieder, Freundinnen und Freunde nach und nach aus ihrem eigenen Umfeld zurück. Dies ist insbesondere dann problematisch, wenn innerhalb der engen Familie nur ein Teil der Familienmitglieder informiert ist. So gibt es z. B. Fälle, bei denen in einer Familie mit einem glücksspielsüchtigen Kind die Geschwister Bescheid wissen, die Eltern aber nicht. Es kann auch sein, dass ein Elternteil informiert ist, der andere Elternteil jedoch nicht. Dies bringt die informierten Familienmitglieder in ein Dilemma: Entsprechen sie dem Wunsch der bzw. des Betroffenen und verhalten sich ihr bzw. ihm gegenüber loyal, sind sie gleichzeitig gezwungen, anderen Familienmitgliedern gegenüber unehrlich zu sein. Auf diese Problematiken gehen wir in Kapitel 7.4 genauer ein.

In vielen Fällen verheimlichen Familie und Freundeskreis die Glücksspielsucht einer bzw. eines Betroffenen aus Sorge darüber, dass andere schlecht von dieser Person denken könnten, oder aus Sorge vor einer Stigmatisierung im eigenen Umfeld, dem sogenannten „erweiterten Stigma“ (Goffman, 1963; Corrigan et al., 2006). Auf diesen Punkt gehen wir in Kapitel 6.5 genauer ein.

Ein weiterer Grund für den Rückzug aus dem eigenen sozialen Umfeld kann darin liegen, dass Familienmitglieder, Freundinnen und Freunde

Sorge haben, dass die bzw. der Betroffene weitere Personen um Geld bittet oder diesen sogar Geld klaut.

Beispiel: Maria M. (Partnerin)
„Irgendwann habe ich keine Freunde mehr zu mir nach Hause eingeladen, weil ich immer Angst hatte, dass mein Mann sich Geld aus ihrem Geldbeutel nimmt. Und ich konnte ja schlecht sagen, dass sie ihre Handtaschen nicht im Gang stehen lassen können. Wie hätte ich das denn erklären sollen? Ich habe dann auch nicht mehr zurückgerufen, dann hätte mich ja jemand gefragt, wieso wir uns nicht mehr bei mir treffen. Und zusammen auf einen Kaffee weggehen war halt auch nicht mehr drin, das war alles viel zu teuer."

Die Glücksspielsucht eines Angehörigen kann auch Auswirkungen auf den Arbeitsplatz von Familienmitgliedern, Freundinnen und Freunden haben: So nutzen z. B. einige Aufstiegschancen oder Weiterentwicklungsmöglichkeiten nicht, aus Sorge, der neuen Verantwortung neben der bestehenden hohen Belastung durch die Glücksspielsucht nicht gerecht werden zu können. Zudem sind Familienmitglieder, Freundinnen und Freunde häufig darauf eingestellt, Krisenanrufe ihrer betroffenen Angehörigen zu erhalten und auch während ihrer Arbeitszeit nach Möglichkeit auf diese zu reagieren. Dies kann dazu führen, dass sie selbst während der Arbeit abgelenkt bzw. unkonzentriert sind und ihre Leistung nicht voll erbringen können.

Übung:

Bitte denken Sie an die Übung „Welche Auswirkungen haben die Probleme mit Glücksspielen auf mein Umfeld?" auf Seite 15 zurück: Welche Auswirkungen auf Ihr Umfeld sind Ihnen aufgefallen? Werden Ihnen noch weitere Auswirkungen bewusst?

Wenn ja: Welche weiteren Auswirkungen werden Ihnen bewusst?

- ☐ ____________________
- ☐ ____________________
- ☐ ____________________
- ☐ ____________________

Finanzielle Situation

Die finanziellen Auswirkungen der Glücksspielsucht belasten nicht nur die Spielerinnen und Spieler, sondern auch ihre Familienmitglieder, Freundinnen und Freunde. Häufig sind Betroffene nicht mehr dazu in der Lage, ihren finanziellen Verpflichtungen nachzukommen und bitten dafür ihr Umfeld um Unterstützung. Dadurch schränkt sich auch deren finanzieller Spielraum ein. Dabei bestehen Unterschiede je nach Beziehung: Freundinnen und Freunde sowie entferntere Familienangehörige erleben immer wieder, dass sich Glücksspielerinnen und Glücksspieler vermehrt Geld leihen wollen und kein Geld für gemeinsame Unternehmungen haben. Enge Familienmitglieder werden in vielen Fällen massiv um Geld oder um eine anderweitige Unterstützung des Lebensunterhalts gebeten. Insbesondere Familienmitglieder, die mit den Betroffenen in einem gemeinsamen Haushalt leben, erfahren häufig sehr massive und direkte Auswirkungen, wenn z. B. kein Geld für Essen mehr vorhanden ist oder wenn über einen längeren Zeitraum keine Mietzahlungen mehr getätigt werden. Darüber hinaus wird die Zahlung der Strom- und/oder Telefonrechnung häufig nicht vorgenommen, sodass sie sich zusätzlich immer wieder mit Anbietern auseinandersetzen müssen und vorhandene Lücken gefüllt werden müssen. Dadurch ist es für Familienmitglieder schwierig, finanzielle Rücklagen aufzubauen und Vorsorge zu treffen.

Übung:

Überlegen Sie: Welche finanziellen Einschränkungen mussten Sie bereits aufgrund der Glücksspielproblematik Ihrer bzw. Ihres betroffenen Angehörigen hinnehmen?

- ☐ ____________________
- ☐ ____________________
- ☐ ____________________
- ☐ ____________________
- ☐ ____________________

Häusliche Gewalt

Immer wieder berichten Familienmitglieder von Menschen mit Glücksspielproblemen von häuslicher Gewalt. Zuverlässige Studienergebnisse mit genauen Zahlen existieren dazu nicht. Allerdings gibt es verschiedene Studien, die Opfer körperlicher Gewalt untersuchen und dabei auf die Thematik der Glücksspielsucht stoßen (Dowling et al., 2014; Suomi et al., 2013; Afifi et al., 2010; Copello et al., 2009; Korman et al., 2008). Dabei können betroffene Familienmitglieder sowohl Opfer häuslicher Gewalt werden als auch – in manchen Fällen aus Verzweiflung über die Situation – Täterinnen und Täter. Grundsätzlich sind Frauen häufiger Opfer häuslicher Gewalt als Männer, wobei in Deutschland davon ausgegangen wird, dass etwa 90 % der Opfer häuslicher Gewalt Frauen sind (Kelnberger, 2013). Dabei unterscheiden sich häufig die Art der Gewalt sowie die Schwere der Verletzungen. Allerdings unterscheidet sich auch die Art der Wahrnehmung: Männer werden häufig nicht als Opfer gesehen oder anerkannt. In Bezug auf die Glücksspielsucht ist derzeit offen, ob eine Glücksspielsucht zu häuslicher Gewalt führt, häusliche Gewalt ein problematisches Glücksspielverhalten verstärkt oder aber beide Verhaltensweisen durch einen gemeinsamen zugrunde liegenden Faktor erklärt werden können.

Häusliche Gewalt umfasst verschiedene Bereiche und beginnt häufig mit *verbaler Gewalt*, wie z. B. Beleidigen, Beschimpfen, Demütigen, Anschreien oder Drohen. Auch *psychische Gewalt*, wie permanente Abwertung und Kritik, getarnte Kränkungen, Einschüchterungen, Ignorieren, ständige Kontrolle, emotionale Erpressung sowie Leugnen oder Verdrehen von Tatsachen, sind Bestandteile häuslicher Gewalt. Eine weitere Facette ist *soziale Gewalt*, etwa Isolation, Verbot oder Sabotage von Kontakten, Missachtung der Privatsphäre oder das Verbreiten von Gerüchten, sowie *ökonomische Gewalt*, etwa Wegnehmen oder Verweigern von Geld bzw. Zugang zum Konto oder das Sabotieren von Ausbildung oder Arbeit, z. B. durch ständige Anrufe oder Kontrollbesuche. Bekanntere Bereiche sind *sexualisierte Gewalt*, wie sexueller Druck oder ungewollte sexuelle Berührungen oder Praktiken, und *physische (körperliche) Gewalt*, wie Festhalten, Schubsen, Anspucken, Schlagen, Treten oder Würgen.

Erste Hinweise zum Umgang mit häuslicher Gewalt erhalten Sie in Kapitel 6.2 im Abschnitt „Sicherheit und Eigenschutz“ (S. 73).

Beispiel: Sophie L. (Ehefrau)
„Er hat mir so lange erzählt, dass ich alles falsch verstehe und empfindlich bin, dass ich das irgendwann geglaubt habe. Ich habe ja auch gemerkt, dass es mir nicht gut geht und bin dann zum Psychiater, habe Antidepressiva bekommen und eine Therapie angefangen. Die Freunde, die ich noch hatte, wussten, dass es mir nicht gut geht. Er hat mich auch immer ermuntert, damit im Freundeskreis offen umzugehen. Was aber keiner wusste, war, dass ich ausgeflippt bin, weil ich seine Lügen nicht mehr ertragen konnte, nicht mehr ertragen konnte, wie er mich vor unseren Kindern runtergemacht hat, wie er unseren Freunden Lügen über mich erzählt hat, wie er mir mein Geld gestohlen hat und unsere Wertsachen und sogar die Eheringe versetzt hat. Und dabei hat er mir die ganze Zeit das Gefühl gegeben, ich wäre schuld. Wenn ich nur eine bessere Ehefrau und eine bessere Mutter wäre, hätte er es nicht nötig, spielen zu gehen. Außerdem hat er mir immer vorgeworfen, ich wäre Schuld, dass wir Schulden haben, weil ich schlecht mit Geld umgehen kann.“

Veränderungen der eigenen Person und mögliche Folgekrankheiten

Es gibt keine Persönlichkeitskriterien oder Folgeerkrankungen, anhand derer sich die Gruppe der Familienmitglieder, Freundinnen und Freunde von Glücksspielerinnen und Glücksspielern festmachen lässt. Viele von ihnen erleben ähnliche Situationen und sind ähnlichen Belastungen ausgesetzt. Studien, die sich insbesondere mit (Ehe-)Partnerinnen von männlichen Glücksspielern befassen, finden keine Belege dafür, dass es beispielsweise „schädliche“ Persönlichkeitsmerkmale geben würde. Stattdessen finden sich häufig z. B. besonders feste Beziehungen und ein hohes Ausmaß an Loyalität (Mazzoleni et al., 2009). Insbesondere gibt es auch keine Belege dafür, dass Familienmitglieder, Freundinnen und Freunde von Betroffenen grundsätzlich an einer Persönlichkeitsstörung leiden würden oder dass es so etwas wie eine „co-abhängige Persönlichkeitsstörung“ geben würde (Klein & Bischof, 2013; Calderwood & Rajesparam, 2014; siehe auch Kapitel 6.4).

Allerdings berichten Familienmitglieder, Freundinnen und Freunde von Glücksspielerinnen und Glücksspielern häufig, an sich selbst verschiedene Veränderungen festzustellen: Viele verlieren nicht nur den Betroffenen gegenüber Vertrauen, sondern werden auch anderen Personen gegenüber zunehmend misstrauischer. Zudem machen sie sich häufig große Sorgen um die Betroffenen und um eine mögliche gemeinsame Gestaltung der Zukunft. Gerade bei einem langen Krankheitsverlauf mit zusätzlichen Schwierigkeiten, wie z. B. wenig Bereitschaft seitens der Spielerin bzw. des Spielers, eine Behandlung aufzunehmen, oder vielen Rückfällen in alte Glücksspielmuster und Verhaltensweisen, erleben auch Familienmitglieder, Freundinnen und Freunde eine zunehmende Hoffnungslosigkeit, die bis hin zu Suizidgedanken oder -versuchen führen kann (Lorenz & Yaffee, 1988). Nicht selten entwickeln sich auch bei ihnen stressbedingte oder psychosomatische Erkrankungen, wie Rücken- oder Magenbeschwerden, Schlafstörungen, Asthma, Kopfschmerzen bzw. Migräne oder Herz-Kreislauf-Erkrankungen (Wenzel et al., 2008; Lorenz & Yaffee, 1988). Zudem berichten sie häufig über eine generelle Verschlechterung ihres eigenen Gesundheitszustandes.

Auswirkungen auf Kinder und Jugendliche

Kinder von Menschen mit Glücksspielproblemen sind einer besonders hohen Belastung ausgesetzt. Sie erleben vielfältige Auswirkungen sowohl im sozialen Umfeld als auch in Hinblick auf ihre eigene Gesundheit (Darbyshire et al., 2001). Studien zufolge sind sie häufig Beschimpfungen und Misshandlungen sowie emotionaler Vernachlässigung ausgesetzt und haben zudem schlechte Rollenvorbilder (Lorenz, 1987). Auch gibt es Hinweise darauf, dass bei einigen betroffenen Kindern und Jugendlichen die Fähigkeiten zum Umgang mit Stress und zur Bewältigung von Problemen sowie die Beziehungen zu anderen Personen schlechter sind (Jacobs et al., 1989).

Die Kinder selbst berichten häufig von einem Verlustgefühl, dass sich auf alle Lebensbereiche auswirkt (Darbyshire et al., 2001). Viele erleben eine mangelnde Stabilität in ihrem Alltag, verlieren das Vertrauen in ihre Eltern und haben keine familiären Vorbilder. Durch den häufig vorhandenen Geldmangel ist außerdem für viele keine zuverlässige Teilnahme an Aktivitäten möglich, wie an Schulausflügen oder anderen Unternehmungen mit Gleichaltrigen, sowie z. B. die Mitgliedschaft in einem Sportverein oder das Erlernen eines Musikinstruments. Dadurch werden sie in ihrem sozialen Umfeld isoliert. Zudem erleben viele, dass sich die erweiterte Familie – wie im Abschnitt „Soziales Umfeld und Arbeitsplatz" beschrieben – zurückzieht. Andere Auswirkungen des Geldmangels können sein, dass für Kinder und Jugendliche nicht genügend Essen oder nur Essen minderer Qualität verfügbar ist und sie hungrig ins Bett und/oder in die Schule gehen. Zudem fehlen häufig die finanziellen Ressourcen, um passende Kleidung zu kaufen, insbesondere bei Anschaffungen wie Winterjacken oder Schuhen.

Ein weiterer wichtiger Punkt ist, dass sich häufig die Übernahme von Verantwortung verschiebt: Kinder berichten beispielsweise, dass sie zu Hause bleiben anstatt in die Schule zu gehen, um auf den betroffenen Elternteil „aufzupassen" (Darbyshire et al., 2001). Andere Kinder übernehmen die Betreuung der jüngeren Geschwister und/oder kümmern sich um den Haushalt, während der betroffene Elternteil Glücksspiele spielt. Dies geschieht z. T. auch, um der Außenwelt gegenüber den Anschein der Normalität zu wahren: Kinder merken in der Regel lange bevor die Eltern mit ihnen darüber sprechen, dass sich etwas in der Familie verändert bzw. dass etwas in der Familie anders verläuft als in anderen Familien. Die daraus entstehenden Unklarheiten und Verunsicherungen tragen weiter dazu bei, dass die Situation auf Kinder und Jugendliche bedrohlich wirkt. Gleichzeitig lernen sie häufig, dass dieses Thema nicht angesprochen werden darf, also ein Tabu ist, von dem insbesondere die Außenwelt nichts wissen darf. Dadurch können sie sich allerdings auch keine Unterstützung durch Vertrauenspersonen einholen. Dies trägt wiederum zur sozialen Isolation der betroffenen Kinder und Jugendlichen bei.

Neben der Rollenumkehrung, die aus der Übernahme von unangemessener Verantwortung durch die Kinder und Jugendlichen entstehen kann, finden sich häufig auch Rollenkonflikte der Kinder und Jugendlichen. So finden sie sich z. B. bei Streitigkeiten zwischen den Elternteilen immer wieder in der Vermittlerrolle und geraten dadurch in Loyalitätskonflikte (Hayer et al., 2006). Viele Kinder und Jugendliche entwickeln auch Schuldgefühle und fühlen sich in der Verantwortung dafür, dass der betroffene Elternteil Glücksspiele spielt. Sie versuchen teilweise, dem betroffenen Elternteil jeden Wunsch von den Augen abzulesen, um durch möglichst einwandfreies Verhalten zu verhindern, dass die- bzw. derjenige Glücksspiele spielen geht. In vielen Fällen erleben sie sich bei fortschreitender Erkrankung zudem als weniger wichtig und weniger geliebt als das Glücksspiel.

Neben diesen negativen Auswirkungen der Glücksspielsucht eines Elternteils finden sich in Studien aber auch positive Nebeneffekte, von denen Kinder und Jugendliche berichten: So berichtet ein Teil von ihnen über eine frühe Selbstständigkeit, ein hohes Ausmaß an Problemlösekompetenzen und eine erhöhte Sensibilität im Umgang mit anderen sowie eine gute Menschenkenntnis (Hayer et al., 2006). Wichtig ist, dass die betroffenen Kinder und Jugendlichen verlässliche Beziehungen außerhalb des engen Familienumfelds entwickeln können und andere erwachsene Vertrauenspersonen haben, von denen sie jederzeit Unterstützung erhalten können. Dies hilft dabei, die familieninterne Belastung zu kompensieren (Hayer et al., 2006; Lenz & Brockmann, 2013).

6 Spezielle Problembereiche bei Familienmitgliedern, Freundinnen und Freunden

Durch die Glücksspielsucht entstehen für die Familie und den Freundeskreis von Spielerinnen und Spielern viele Probleme auf unterschiedlichen Ebenen. Häufig treten Probleme auf, die mit Vertrauen und Misstrauen im Zusammenhang stehen. Zudem spielen die Themen Verantwortung und Verantwortungsübernahme eine wichtige Rolle, auch in Bezug auf Sicherheit und Eigenschutz sowie Finanzen und Wertgegenstände. Weitere Problembereiche betreffen Schuldgefühle und Schuldzuweisungen sowie Stigmatisierung und Scham.

6.1 Vertrauen und Misstrauen

Für die Familie und den Freundeskreis spielt das Thema Vertrauen bzw. Misstrauen in fast allen Fällen eine sehr wichtige Rolle. Die meisten von ihnen werden in unterschiedlichem Ausmaß durch die bzw. den Betroffenen belogen oder hintergangen. Fragt man Familienmitglieder, Freundinnen und Freunde von Glücksspielerinnen und Glücksspielern nach den Themen, die sie am stärksten belasten, stehen Vertrauen und Misstrauen an erster Stelle (Buchner et al., 2012).

Beispiel: Ruth P. (Partnerin)

„Mein Partner hat mich so oft belogen oder mir Sachen verschwiegen, dass ich gar nicht mehr weiß, was ich glauben soll. Er hat mir jahrelang verschwiegen, dass er Spielen geht. Erst, als es nicht mehr ging, ist er nach und nach damit rausgerückt. Aber auch immer nur gerade so viel, wie unbedingt nötig war, damit ich nicht weiter nachgefragt habe. Ich habe am Anfang immer gedacht, jetzt, dieses Mal, hat er mir wirklich alles gesagt. Und dann kam wieder ein neues Stück Wahrheit ans Licht … Ich bin mir immer noch nicht sicher, ob ich jetzt alles weiß. Als ich ihm „die Pistole auf die Brust" gesetzt habe, dass er in Behandlung gehen muss, war er augenscheinlich ganz einsichtig und hat einen Termin vereinbart. Nach dem Termin hat er mir gesagt, dass sein Berater gesagt hat, dass er das alles gut alleine in den Griff bekommen kann. Damals war ich noch so naiv, dass ich ihm das geglaubt habe. Heute würde ich ihm das nicht mehr abnehmen. Als er es dann doch nicht alleine geschafft hat – mir ist erst später aufgefallen, dass er es nie versucht hatte, sondern wieder weitergespielt hat, bis er es mir nicht mehr verheimlichen konnte … Auf jeden Fall ist er dann auf mein Drängen in eine Selbsthilfegruppe gegangen. Da war er wohl auch tatsächlich ein paar Mal, aber danach immer noch schnell beim Spielen. Und irgendwann ist er dann einfach nur noch in die Halle statt in die Gruppe. Mir hat er jedes Mal nach den „Treffen" Geschichten erzählt, wie hilfreich das alles für ihn war und dass ihn die Treffen bestärken, weiter spielfrei bleiben zu wollen und zu können. Jetzt geht er tatsächlich in eine Beratung, wir haben auch immer wieder Paargespräche dort. Aber ich weiß einfach nicht mehr, was ich ihm glauben kann und was nicht. Manchmal weiß ich auch gar nicht, ob ich ihm jemals wieder voll und ganz vertrauen kann …"

Vertrauen ist ein häufig genutzter Begriff, nicht nur im zwischenmenschlichen Alltag, sondern auch z. B. in der Politik oder in der Wirtschaft. Grundsätzlich dient Vertrauen dazu, die Komplexität in einer Welt mit vielfältigen Anforderungen zu reduzieren. Beispielsweise müssen wir häufig Informationen vertrauen, die wir aus unterschiedlichen Gründen nicht selbst nachprüfen können. Durch die Verwendung dieser Informationen können wir selbst wiederum eine Handlung ausführen. Auch müssen wir darauf vertrauen, dass die Handlungen anderer richtig und hilfreich sind, z. B. bei einem Arzttermin oder auf Flugreisen. Die grundlegende Erwartung ist also, dass die Aussagen und Handlungen anderer Menschen zuverlässig sind (Petermann, 2013). Dieses Vertrauen bedeutet gleichzeitig, sich verletzlich zu machen: Die Handlungen anderer unterliegen nicht der eigenen Kontrolle (Deutsch, 1962).

Dabei lässt sich zwischen generalisiertem und spezifischem Vertrauen unterscheiden (Überblick bei Petermann, 2013): Generalisiertes Vertrauen ist als Lebenseinstellung auf nahezu alle Bereiche des Lebens bezogen, spezifisches Vertrauen besteht gegenüber einer vertrauten Person oder Personengruppe. Vertrauen kann somit als Komponente der Beziehung zwischen Personen gesehen werden und hängt davon ab, mit wem man interagiert (Schoormann et al., 2007). Zudem wird Vertrauen durch die aktuelle Situation beeinflusst (Deutsch, 1962).

Vertrauen und Misstrauen stellen dabei gegenüberliegende Pole eines gemeinsamen Konzepts dar (Schoormann et al., 2007), wobei Misstrauen häufig als „(vollständig) fehlendes Vertrauen“ betrachtet wird. Vertrauen kann durch Aussagen oder Handlungen zerstört werden, z. B. durch eine zu starke Selbstbezogenheit des Gegenübers oder eine unzureichende Beachtung der eigenen Lage durch das Gegenüber. Auch Zynismus, Geringschätzung und Abwertung werden als Merkmale eines Vertrauensbruchs gewertet und führen zu Misstrauen (Petermann, 2013).

Gut zu wissen:

Vertrauen ist etwas anderes als Leichtgläubigkeit! Leichtgläubigkeit besteht dann, wenn ein vertrauensvolles Verhalten gezeigt wird, obwohl objektiv ein sehr hohes Risiko besteht (Kassebaum, 2004). Bezogen auf eine Glücksspielproblematik betrifft dies z. B. häufig den Bereich Finanzen: Für die Betroffenen ist Geld das Suchtmittel schlechthin. Ihnen dazu einen uneingeschränkten Zugang zu gewähren und darauf zu vertrauen, dass sie das Geld nicht antasten, ist kein „Vertrauensbeweis“, sondern leichtgläubig.

Unter bestimmten Umständen kann Misstrauen abgebaut und Vertrauen wieder aufgebaut werden. Dies hängt u. a. davon ab, wie bzw. wodurch das Vertrauen zerstört wurde: Wurde das Vertrauen absichtlich, d. h. bewusst hervorgerufen und mit vorhersehbarem und gewolltem Ergebnis zerstört, oder geschah es beiläufig, also zwar absehbar, aber nicht gewollt, oder aber wurde das Vertrauen versehentlich, also nicht vorhersehbar und nicht beabsichtigt, zerstört (Chan, 2009)? Der Wiederaufbau von Vertrauen erfordert Entschuldigungen, Wiedergutmachungen, Reue und erneutes Aushandeln von Werten zwischen Täterin bzw. Täter und Opfer (Petermann, 2013). Ob es zu einem erneuten vertrauensvollen Verhältnis zwischen den beteiligten Personen kommt, ist auch von der Vorgeschichte sowie von der Ernsthaftigkeit der Bemühungen und der Schwere des Betrugs abhängig (Petermann, 2013). Zudem ist die Bereitschaft des Opfers wichtig: Kann und will das Opfer den Vertrauensbruch verzeihen? Mittel- und langfristig ist hier auch relevant, ob das Opfer Verständnis für den Vertrauensbruch aufbringen kann oder ob der Wunsch nach Vergeltung eine Rolle spielt (Gordon et al., 2009).

Übung:

Überlegen Sie: Welche dieser Aussagen trifft auf Sie zu?

- ☐ Im Allgemeinen fällt es mir leicht, anderen Menschen zu vertrauen.
- ☐ Ich sehe häufig nur das Gute in anderen Menschen.
- ☐ Manchmal bin ich anderen Menschen gegenüber etwas zu leichtgläubig.
- ☐ Der Glücksspielerin bzw. dem Glücksspieler vertraue ich im Augenblick nicht.
- ☐ Die Glücksspielerin bzw. der Glücksspieler hat sich bei mir entschuldigt und ich kann ihr bzw. ihm glauben, dass es ihr bzw. ihm sehr ernst ist.
- ☐ Die Glücksspielerin bzw. der Glücksspieler zeigt in ihrem bzw. seinem Handeln, dass sie bzw. er versucht, das Vertrauen wieder herzustellen, indem sie bzw. er mir z. B. Zugang zu wichtigen Unterlagen gibt oder Belege für Ausgaben mitbringt.
- ☐ Die Glücksspielerin bzw. der Glücksspieler und ich arbeiten daran, dass künftig wieder Vertrauen zwischen uns besteht.
- ☐ Die Glücksspielerin bzw. der Glücksspieler erwartet keinen Vertrauensvorschuss von mir, sondern versteht, dass es Zeit braucht, das Vertrauen neu aufzubauen.
- ☐ Ein Teil von mir wünscht sich einen Ausgleich für die Verletzung, die sie bzw. er mir mit dem Vertrauensbruch angetan hat.
- ☐ Ich glaube, dass es eines Tages wieder Vertrauen zwischen der Glücksspielerin bzw. dem Glücksspieler und mir geben kann.
- ☐ ______________________________
  ____
- ☐ ______________________________
  ____
- ☐ ______________________________
  ____

6.2 Verantwortung und Verantwortungsübernahme

Von der Suchterkrankung eines Menschen ist in der Regel auch die Familie und der Freundeskreis bzw. das soziale Umfeld betroffen. Wie bereits beschrieben, fühlen sich Familienmitglieder, Freundinnen und

Freunde durch die Situation oft hilflos und überfordert. Sie erleben eine große Unsicherheit, wie sie mit dieser umgehen sollen. Häufig übernehmen sie deshalb nach dem Motto „Einer muss die Dinge ja erledigen!" in bestimmten Bereichen Verantwortung, die eigentlich die betroffene Angehörige bzw. der betroffene Angehörige selbst tragen sollte. Ein Beispiel hierfür ist, wenn der Ehemann einer Glücksspielerin ihre Post öffnet und regelmäßig ihre Rechnungen überweist, da dies sonst niemand tun würde. In anderen Fällen kann es sein, dass z. B. die Mutter eines bereits erwachsenen und in einer eigenen Wohnung lebenden Glücksspielers regelmäßig seine Wäsche wäscht, um ihn zu unterstützen.

In diesem Zusammenhang ist es wichtig, sich zunächst einmal Gedanken darüber zu machen, was Verantwortung überhaupt ist. Laut Dudenredaktion (2014) ist Verantwortung eine „[mit einer bestimmten Aufgabe, einer bestimmten Stellung verbundene] Verpflichtung, dafür zu sorgen, dass (innerhalb eines bestimmten Rahmens) alles einen möglichst guten Verlauf nimmt, das jeweils Notwendige und Richtige getan wird und möglichst kein Schaden entsteht". Verantwortung hat also verschiedene Aspekte: Fühlt man sich verantwortlich, empfindet man eine Verpflichtung, etwas zu tun. Gleichzeitig soll das, was man tut, richtig sein und dazu beitragen, dass alles möglichst positiv ausgeht und vor allem kein Schaden entsteht, denn man möchte die Situation schließlich nicht noch weiter verschlimmern. Dadurch entsteht für Familienmitglieder, Freundinnen und Freunde oftmals eine sehr hohe Belastung: Sie leiden unter dem subjektiv empfundenen Druck, etwas tun zu müssen und vor allem, das Richtige tun zu müssen. In der Folge fühlen sie sich häufig auch noch schuldig – denn wer die Verantwortung trägt, ist auch „schuld" am Ergebnis. Hierauf gehen wir gesondert in Kapitel 6.3 ein.

Setzt man sich näher mit der übernommenen Verantwortung auseinander, stellt sich zunächst die Frage: Ist die Person, die die Verantwortung übernimmt, überhaupt einverstanden, dies zu tun? Wäre sie nicht einverstanden, würde die Verantwortung aber trotzdem übernehmen, handelt es sich um eine Verpflichtung. Man muss sich also aktiv dazu entscheiden, Verantwortung zu übernehmen. Deshalb spricht man auch vom „Wahrnehmen von Verantwortung". Dabei spielen zwei Aspekte eine Rolle: Zum einen muss für denjenigen, der die Verantwortung wahrnimmt, erkennbar sein, für was genau und in welchem Umfang Verantwortung übernommen werden soll. Zum anderen muss die Verantwortungsübernahme in Handlungen umgesetzt werden, d. h. es müssen konkrete Aktionen erfolgen.

Wichtig ist, sich die Frage zu stellen, für was bzw. für wen man die Verantwortung haben oder übernehmen kann und möchte. In Ihrem Fall bedeutet das ganz konkret: Können Sie als Familienmitglied, Freundin oder Freund überhaupt die Verantwortung für die Glücksspielsucht bzw. für eine mögliche Abstinenz tragen (siehe dazu auch Kapitel 6.2)? Wo sind die Grenzen Ihrer Verantwortung? Und wo übernehmen Sie im Alltag Verantwortung für einen Bereich, der eigentlich Aufgabe der Glücksspielerin bzw. des Glücksspielers sein sollte? Familienmitglieder, Freundinnen und Freunde versuchen häufig auf verschiedenen Wegen, den Betroffenen zu helfen. Immer wieder übernehmen sie Aufgaben, die eigentlich von den Betroffenen selbst erledigt werden sollten. So werden z. B. Entschuldigungen vor anderen Familienmitgliedern oder vor Arbeitskolleginnen und -kollegen vorgebracht, Kontoauszüge, Rechnungen oder Ähnliches sortiert, Gespräche mit Vermietern oder Strom- und Telefonanbietern geführt, Wäsche gewaschen, der Haushalt geführt und vieles mehr. Langfristig führt dies bei vielen jedoch zu einer hohen eigenen Belastung und ist auch für die Glücksspielerinnen und Glücksspieler nicht hilfreich. Daher sollten Sie sich fragen, ob es bei Ihnen ebenfalls Aufgaben gibt, die Sie der bzw. dem Betroffenen regelmäßig „abnehmen“ und ob Sie diese Verantwortung wirklich weiterhin tragen können und wollen.

Übung:

Überlegen Sie: Was sind Sie im Alltag bereit, für Ihre betroffene Angehörige bzw. Ihren betroffenen Angehörigen zu leisten, d. h. wo sind Sie bereit, Verantwortung für sie bzw. ihn zu übernehmen? Wo liegen Ihre Grenzen? Was möchten Sie beibehalten? Wann wird die Belastung für Sie selbst zu groß, sodass Sie bestimmte Dinge nicht mehr leisten können oder wollen? Wie könnten Sie die Verantwortung wieder an die bzw. den Betroffenen zurückgeben?

Notieren Sie sich Ihre persönlichen Beispiele und achten Sie dabei darauf, sich ganz konkret zu überlegen, wie Sie Ihre Vorstellungen umsetzen wollen. Notieren Sie z. B. auch zeitliche Begrenzungen, wie lange Sie etwas noch tun können, oder Begründungen für Ihre Überlegungen, es nicht mehr zu tun.

Das kann ich leisten (meine Möglichkeiten):

____

____

____

____

Das will ich nicht mehr leisten (meine Grenzen):

____

____

____

____

Was wird meine betroffene Angehörige bzw. mein betroffener Angehöriger tun, wenn ich ihr bzw. ihm die Verantwortung zurückgebe?

____

____

____

____

Häufig „rutschen“ Familienmitglieder, Freundinnen und Freunde von Glücksspielerinnen und Glücksspielern in die Übernahme von Verantwortung im Alltag, ohne sich dessen im Einzelnen bewusst zu sein. Indem Sie reflektieren, was Sie beibehalten wollen und welche Verhaltensänderung Sie anstreben bzw. was Sie entlasten würde, nehmen Sie die Handlung „im Kopf“ vorweg und setzen sich gedanklich mit verschiedenen alternativen Reaktionen auseinander. Damit erarbeiten Sie bereits im Voraus verschiedene Verhaltensstrategien, die für Sie hilfreich sein können, wenn Sie die Verantwortung tatsächlich an die Betroffene bzw. den Betroffenen zurückgeben wollen. So erhalten Sie bei der tatsächlichen Umsetzung des Verhaltens, das Sie sich vorgenommen haben, mehr Sicherheit.

Beispiel:
Der erwachsene glücksspielsüchtige Sohn einer bereits verrenteten Frau bittet sie immer wieder um Geld für Unternehmungen. Sie weiß, dass er kein Geld hat, da er regelmäßig spielen geht. Da sie nicht möchte, dass er nur zu Hause „rumsitzt“, gibt sie ihm in der Regel das Geld, um das er sie bittet. Inzwischen wird ihr selbst die Rente jedoch knapp. Sie kann kaum mehr genug Lebensmittel kaufen. Als ihr Sohn beginnt, neben Geld für Unternehmungen auch noch um Unterstützung für Essen z. B. an einem Imbissstand zu fragen, hat sie ein schlechtes Gewissen, es ihm nicht zu geben. Sie schläft schlecht und macht sich ständig Sorgen, was passieren wird, wenn sie ihren Sohn nicht mehr unterstützt. Trotzdem sieht sie sich am Ende ihrer Möglichkeiten, zumal sie Sorge hat, was passieren wird, wenn er die letzten Reste ihrer hart erarbeiteten finanziellen Rücklagen erbt und verspielt. Da sie so nicht mehr weitermachen kann und will, beschließt sie mit ihrem Sohn zu sprechen. Sie möchte aufhören, ihn finanziell zu unterstützen (Grenze!). Sie will ihm aber anbieten, dass er regelmäßig bei ihr mitessen kann, wenn sie gekocht hat (Möglichkeit!).

Neben Aufgaben, die klar verteilt sind, gibt es viele Bereiche, für die Familienmitglieder, Freundinnen oder Freunde und die Spielerin bzw. der Spieler gemeinsam verantwortlich sind. Gerade an diesen Punkten ist es oftmals besonders schwierig, die eigene Verantwortung abzugrenzen. Ein Beispiel hierfür ist die Verantwortung dafür, dass die Familie gemeinsam Zeit verbringt und diese positiv erlebt. Wenn etwa die bzw. der Betroffene nach einem „durchzockten“ Tag am Wochenende eine gemeinsame Unternehmungen zur Wiedergutmachung am Tag darauf vorschlägt, sind Sie als Familienmitglied, Freundin oder Freund in einer Zwickmühle: Vielleicht möchten Sie den Vorschlag nicht ablehnen, schließlich möchte die bzw. der Betroffene offensichtlich ihr bzw. sein Verhalten wieder gut machen und Sie wollen nicht „schuld“ daran sein, dass es keine gemeinsam verbrachte, positiv erlebte Zeit gibt, indem Sie das Angebot ausschlagen. Sie möchten den Vorschlag aber auch nicht einfach so annehmen: In diesem Fall kann es sein, dass Sie das Gefühl haben, es werde sich auch in Zukunft nichts ändern, da sich für die Betroffene bzw. den Betroffenen keinerlei negative Konsequenzen aus dem Spielverhalten ergeben. Sie befinden sich daher in einer sehr schwierigen Situation, für die es keine Patentlösung gibt. In der Regel ist es in solchen Situationen hilfreich, kein „entweder – oder“ zu wählen, sondern ein „sowohl – als auch“: Einerseits müssen Sie der Glücksspielerin bzw. dem Glücksspieler deutlich machen, dass Sie das Spielverhalten so nicht akzeptieren können. Andererseits sollte es natürlich gemeinsam verbrachte Zeit geben, die positiv erlebt und genutzt wird. In dem hier aufgeführten Beispiel könnte eine Lösung sein, dass Sie die gemeinsame Unternehmung auf einen anderen Tag verlegen und erklären, dass Sie aufgrund des Spielverhaltens z. B. noch traurig, wütend oder enttäuscht sind und auch das Gefühl haben, dass es nach dem Streit, den Sie deswegen hatten, in diesem Moment der falsche Zeitpunkt dafür ist, Sie aber sehr gerne am kommenden Wochenende diese Unternehmung gemeinsam nachholen wollen. Somit ergibt sich sowohl eine Konsequenz für die Betroffenen als auch die Aussicht auf positiv gestaltete gemeinsame Zeit. Versuchen Sie, beides zu erreichen!

Sicherheit und Eigenschutz

Es gibt einen Bereich, für den Familienmitglieder, Freundinnen und Freunde ganz klar selbst die Verantwortung tragen: Für ihr eigenes Wohlbefinden und ihre eigene Sicherheit. Leider gibt es viele Beziehungen, in denen das Thema Gewalt eine Rolle spielt. Gerade in Beziehungen mit Glücksspielerinnen und Glücksspielern sind Gewalterfahrungen keine Seltenheit. Dabei handelt es sich nicht nur um körperliche Gewalt, sondern auch um verbale, psychische, soziale oder ökonomische Gewalt (siehe Kapitel 5.2, Abschnitt „Häusliche Gewalt auf S. 60). Familienmitglieder, Freundinnen oder Freunde fühlen sich oft schuldig für die erlebte Gewalt, insbesondere, wenn ihnen von der Täterin bzw. vom Täter gesagt wird, dass ihr Verhalten, z. B. Streit über das Glücksspielen, Auslöser für die Gewalt sei. Meistens ist es allerdings so, dass Familienmitglieder, Freundinnen oder Freunde eine willkommene Gelegenheit bieten, aufgestaute Aggressionen auszulassen. In solchen Fällen gibt es kein „richtiges“ Verhalten des Opfers, das die Täterin bzw. den Täter davon abhalten würde, Gewalt anzuwenden.

Gut zu wissen:

Grundsätzlich gilt: Für Gewalt gibt es nie eine Entschuldigung, sie ist in keinem Fall zu rechtfertigen! Ein zweiter Grundsatz ist: Sicherheit geht vor! Sollten Sie selbst, Ihre Kinder oder andere Familienangehörige Gewalt erfahren, bekommen Sie z. B. in Ehe- und Familienberatungsstellen sowie im Internet unter folgenden Adressen Hilfe:

- www.gewaltschutz.info (mehrsprachige Website)
- www.stmas.bayern.de/gewaltschutz/familie/index.php

Für den Notfall ist es wichtig, dass Sie die Situation möglichst schnell verlassen und einen sicheren oder öffentlichen Ort aufsuchen. Zögern Sie nicht, andere Personen um Schutz zu bitten, die Polizei zu rufen und sich helfen zu lassen! Häusliche Gewalt ist kein Kavaliersdelikt und auch keine Privatangelegenheit! Falls Sie Kinder haben: Bringen Sie Ihre Kinder in Sicherheit. Zögern Sie nicht, sich an eine Beratungsstelle oder ggf. das Jugendamt zu wenden, um Hilfe zu bekommen.

Finanzen und Wertgegenstände

Ein weiterer Bereich, für den Sie als Familienmitglied, Freundin oder Freund selbst die Verantwortung tragen (müssen), sind Ihre Finanzen und Wertgegenstände. Viele Menschen in Ihrer Situation haben bereits die Erfahrung gemacht, dass Geld oder Wertgegenstände zur Befriedigung der Glücksspielsucht verwendet bzw. entwendet wurden und damit verloren sind. Daher ist es wichtig, eigene Ersparnisse, Wertgegenstände, Schmuck und Ähnliches zu schützen. Soweit vorhanden, sollte auch das Sparschwein von Kindern sicher verwahrt werden. Es ist einfacher, die eigenen Finanzen und Wertgegenstände zu sichern, wenn keine gemeinsamen Konten oder gemeinsames Eigentum bestehen. Auch macht es einen Unterschied, ob man selbst mit der bzw. dem Betroffenen zusammen wohnt oder nicht, z. B. wenn erwachsene Kinder nicht mehr zu Hause wohnen oder wenn ein Paar getrennte Wohnungen hat. In vielen Fällen gibt es jedoch eine gemeinsame Wohnung oder gemeinsames Eigentum. Dann sollten Sie gemeinsam mit der betroffenen Person überlegen, ob und wie Sie z. B. Konten trennen und den Zugang zu Ihrem eigenen Konto verwehren können. Zudem sollten Sie Passwörter sowie Zugangsdaten zum Online-Banking und PIN-Nummern sicher verwahren. Häufig wird es als entlastend erlebt, wenn man z. B. für Schmuckstücke oder gewisse Wertgegenstände ein Bankschließfach anmietet. Damit ist sichergestellt, dass diese bei akuten Spielphasen nicht entwendet werden können.

Übernahme von Verantwortung

Die Übernahme von Verantwortung hat immer verschiedene Auswirkungen auf beide Seiten: So ist es für die Person, die Verantwortung abgibt, auf der einen Seite angenehm, sich (zumindest vorübergehend) nicht kümmern zu müssen. Auf der anderen Seite kann diese Person sich auch nicht mehr konstruktiv in Aufgaben oder Entscheidungen einbringen und verliert in bestimmten Bereichen die eigene Autonomie. Die Person, die nun die Verantwortung für beide Seiten trägt, muss ebenfalls mit vielen Veränderungen zurechtkommen: Alle Aufgaben und Entscheidungen müssen allein erledigt bzw. getroffen werden. Durch die Abgabe bzw. Übernahme von Verantwortung verschiebt sich das Gleichgewicht innerhalb einer Beziehung. Die Übernahme der finanziellen Verantwortung hat hier einen besonderen Stellenwert: Die Glücksspielerin bzw. der Glücksspieler muss z. B. auf einmal wieder nach einem „Taschengeld“ für Dinge des alltäglichen Bedarfs fragen, das ihr bzw. ihm von den Familienmitgliedern, Freundinnen oder Freunden „gewährt“ werden muss.

Wie beschrieben, ist es bei der Übernahme von Verantwortung wichtig, die Rahmenbedingungen und die Konsequenzen aus Regelverstößen vorab festzulegen. Wird eine bestimmte Verantwortung allerdings ohne vorherige Absprache übernommen, sind die Rahmenbedingungen meist nicht ausdrücklich ausgesprochen und vor allem nicht gemeinsam abgeklärt. Eine solche „stillschweigende Regelung“ wäre z. B., wenn der Partner einer Glücksspielerin kommentarlos die Strom- und Gasrechnung für die gemeinsame Wohnung sowie alle Einkäufe zahlt. Wird diese unausgesprochene Vereinbarung nun von einer der beteiligten Personen nicht mehr eingehalten, führt dies häufig zu Streit. In diesem Fall kann es helfen, die Situation gemeinsam zu analysieren, die zu dem Ungleichgewicht in der Verteilung der Aufgaben geführt hat. Anschließend kann gemeinsam eine Neuverteilung der Aufgaben besprochen werden. Dies ist nicht immer in gegenseitigem Einvernehmen möglich. Besonders, wenn man sich über die Neuverteilung der Aufgaben nicht sofort einig wird, ist es wichtig, sich über den eigenen Standpunkt detailliert Gedanken gemacht zu haben, um dem Gegenüber die eigenen Grenzen aufzeigen zu können.

Fazit:

Die Übernahme von Verantwortung setzt voraus, dass deutlich ist, für was genau und vor allem in welchem Umfang diese übernommen wird. Familienmitglieder, Freundinnen und Freunde von Glücksspielerinnen und Glücksspielern sollten sich Gedanken darüber machen, für welche Bereiche sie Verantwortung übernehmen wollen und wo ihre Grenzen liegen. Das automatische Übernehmen von Aufgaben, die die Betroffenen eigentlich selbst erledigen sollten, führt häufig nicht zu einer Entlastung der Situation, sondern beschneidet die Selbstständigkeit der Betroffenen, überlastet die Familienmitglieder, Freundinnen und Freunde und belastet so langfristig beide Seiten. Es gibt allerdings bestimmte Bereiche, für die Familienmitglieder, Freundinnen und Freunde – ggf. vorübergehend – gezielt selbst Verantwortung übernehmen sollten, um sich zu schützen.

6.3 Schuldgefühle und Schuldzuweisungen

Häufig wird, gerade im Zusammenhang mit Glücksspielsucht, nicht von Verantwortung gesprochen, sondern von „Schuld“. Familienmitglieder, Freundinnen und Freunde von Betroffenen haben häufig das Gefühl, zumindest eine „Mitschuld“ am Glücksspielverhalten zu tragen. Zwischen den beiden Begriffen Verantwortung und Schuld gibt es allerdings einen wesentlichen Unterschied: „Schuld“ bezieht sich ausschließlich auf bereits eingetretene Ergebnisse von Handlungen, ist also ein Rückblick. „Schuld“ kann nur dann entstehen, wenn jemand seiner Verantwortung nicht nachgekommen ist. Voraussetzung eines „Schuldseins“ ist also immer eine vorher übernommene Verantwortung. An etwas, für das man keine Verantwortung hat und auf das man keinen Einfluss hat, kann man folglich auch nicht schuld sein.

Im Zusammenleben oder im Kontakt mit Glücksspielerinnen und Glücksspielern ergibt sich häufig ein Teufelskreis aus Verantwortungsübernahme, Verantwortungszuschreibung und gefühlter bzw. zugeschriebener Schuld. Wenn z. B. der bzw. die Betroffene nach einem Streit mit den Worten „Du machst mich so wütend, ich geh' jetzt erst mal Spielen!" die Wohnung verlässt, fühlen sich Familienmitglieder, Freundinnen oder Freunde häufig schuldig für dieses Verhalten. Viele stellen sich die Frage, ob der Streit den Spieldruck ausgelöst hat. In diesem Fall hilft es, sich zu vergegenwärtigen: Man trägt keine Verantwortung für das Verhalten eines anderen Menschen. Die Verantwortung für das Glücksspielverhalten liegt immer in den Händen der Glücksspielerin bzw. des Glücksspielers, nicht in denen der Familienmitglieder, Freundinnen oder Freunde! Somit kann diese auch keine Schuld am Glücksspielverhalten treffen, sie können daran also nicht „Schuld sein".

Wenn Familienmitglieder, Freundinnen oder Freunde keine Schuld am Glücksspielverhalten haben, können sie dann überhaupt einen Beitrag dazu leisten, dass Glücksspielerinnen und Glücksspieler gar nicht mehr oder zumindest weniger spielen oder aber eine Beratung oder Behandlung in Anspruch nehmen? Von Suchterkrankungen allgemein weiß man, dass das enge Umfeld einen positiven Einfluss darauf haben kann, ob die Betroffenen Hilfe in Anspruch nehmen. Zudem zeigen Studien, dass Familienmitglieder und Partnerinnen bzw. Partner von Betroffenen einen positiven Einfluss darauf haben können, dass nach einer Therapie abstinentes Verhalten aufrechterhalten wird. Sie können also durch ihr Verhalten die Betroffenen durchaus unterstützen. Doch diese Unterstützung hat Grenzen: Familienmitglieder, Freundinnen und Freunde können nicht „schuld sein", wenn Glücksspielerinnen und Glücksspieler z. B. einen Rückfall haben (detaillierte Informationen zum Thema Rückfall erhalten Sie in Kapitel 7.5).

Was also können Sie als Familienmitglied, Freundin oder Freund konkret tun? Es gibt eine Vielzahl von Einflussmöglichkeiten, die Sie haben: Sie können z. B. mit Ihrer bzw. Ihrem betroffenen Angehörigen offen über die Problematik sprechen – am Besten in einem ruhigen, neutralen Augenblick – und Ihre damit zusammenhängenden eigenen Ängste und Sorgen schildern (ausführliche Informationen zur Kommunikation finden Sie in Kapitel 7.3). Außerdem können Sie Ihrer bzw. Ihrem betroffenen Angehörigen Ihre eigenen Erwartungen darlegen:

Was sind Sie bereit zu leisten, was erwarten Sie von ihr bzw. ihm? Dabei ist es wichtig, Ihre Möglichkeiten und Grenzen offen und möglichst konkret darzulegen. Des Weiteren können Sie die Betroffene bzw. den Betroffenen z. B. bei der Verwaltung des Geldes unterstützen, indem Sie vorübergehend die Kontrolle über das Konto übernehmen. Achten Sie aber darauf, ganz klare Absprachen zu treffen. Zumindest zeitweise kann es Glücksspielerinnen und Glücksspielern helfen, die finanzielle Verantwortung abzugeben. Wichtig ist dabei zu bedenken, dass daraus auch Einbußen in der Autonomie der Betroffenen entstehen, wodurch es fast immer auch zu Veränderungen in der Beziehung kommt. Es ist z. B. nicht einfach, wenn ein erwachsener Mann seine Ehefrau, die momentan das Geld für ihn verwaltet, morgens um ein „Taschengeld" für die Mittagsbrotzeit bitten muss. Trotzdem kann dies hilfreich sein, damit Betroffene nicht mit einem größeren Geldbetrag unterwegs sind, der in der Tasche „brennt" und verspielt werden muss.

Die Vereinbarung, dass die finanzielle Verantwortung abgegeben wird und in bestimmten Zeitabständen oder nach Absprache gewisse Geldbeträge zugestanden werden, muss von beiden Parteien, also der Glücksspielerin bzw. dem Glücksspieler sowie den jeweiligen Familienmitgliedern, Freundinnen und Freunden, getragen und die dazu notwendigen Schritte gemeinsam genau besprochen werden. Es müssen also sowohl die Übergabe der Verantwortung (seitens der bzw. des Betroffenen) als auch die Übernahme der Verantwortung (seitens der Familienmitglieder bzw. der Freundinnen oder Freunde) besprochen werden. Denn auch für Familienmitglieder, Freundinnen oder Freunde ist es eine neue und in vielerlei Hinsicht unangenehme Situation, einem Erwachsenen eine Art „Taschengeld" zuzuteilen. Zudem sollte die Absprache zunächst zeitlich befristet sein und in regelmäßigen Abständen neu ausgehandelt werden, damit beide Parteien prüfen können, ob sie die Vereinbarung weiterhin tragen können und möchten und ob diese der aktuellen Situation noch angemessen ist. Gegebenenfalls müssen Absprachen immer wieder an aktuelle Bedürfnisse angepasst werden. Auch sollten von Beginn an gemeinsam die Konsequenzen für einen Verstoß gegen die Vereinbarung besprochen und festgelegt werden. Idealerweise sollte die vorübergehende Abgabe der finanziellen Verantwortung in weitere Schritte, z. B. Beratung oder Therapie, eingebettet sein.

Weiterhin können Sie Ihre betroffene Angehörige bzw. Ihren betroffenen Angehörigen darum bitten bzw. nachdrücklich dazu auffordern, Beratung oder Behandlung in Anspruch zu nehmen. Vielleicht fällt es der bzw. dem Betroffenen leichter, wenn Sie beim ersten Gang in die Beratungsstelle mit dabei sind. Andersherum kann es jedoch genauso sein, dass die bzw. der Betroffene dies lieber alleine tun möchte. Hier gilt es, die individuellen Bedürfnisse aller Beteiligten sensibel zu berücksichtigen.

Ein weiterer wichtiger Punkt, den Sie als Familienmitglied, Freundin oder Freund selbst in der Hand haben, ist, sich selbst Hilfe zu suchen. Sie haben ebenso wie Ihre betroffene Angehörige bzw. Ihr betroffener Angehöriger ein Anrecht auf Unterstützung und sollten dieses auch wahrnehmen, wenn Sie selbst nicht mehr weiter wissen. Beispielsweise können Sie eine Suchtberatungsstelle aufsuchen oder eine Selbsthilfegruppe besuchen.

Nicht zuletzt können Sie Ihr eigenes Verhalten verändern, etwa indem Sie Ihrer bzw. Ihrem betroffenen Angehörigen kein Geld mehr geben, indem Sie keine Ausreden mehr für ihr bzw. sein Verhalten suchen oder indem Sie nicht mehr über die Glücksspielproblematik schweigen bzw. lügen.

Fazit:

Verantwortung ist etwas grundlegend anderes als Schuld: Familienmitglieder, Freundinnen oder Freunde können am Glücksspielverhalten der bzw. des Betroffenen nicht schuld sein! Sie können aber einen Beitrag zur Glücksspielabstinenz leisten und Betroffene auf dem Weg aus der problematischen Situation begleiten.

6.4 „Co-Abhängigkeit“?

Familienmitglieder, Freundinnen und Freunde von suchtbetroffenen Menschen werden häufig mit dem Begriff der sogenannten *Co-Abhängigkeit* konfrontiert. Dieser Begriff wurde in den 1950er Jahren in den

USA geprägt. Den Familienmitgliedern von Menschen mit Alkoholproblemen, die sich in einer Gruppe analog den *Anonymen Alkoholikern* zusammengeschlossen hatten, ging es darum, eine gemeinsame Identität zu entwickeln und einen Weg zu finden, auf ihre Bedürfnisse aufmerksam zu machen. Ziel war zunächst eine Problembeschreibung. Damit wurden erstmals die Belastungen, unter denen Familienmitglieder leiden, und Folgen der Suchterkrankung für die ganze Familie an die Öffentlichkeit gebracht. Als Konsequenz wurde allmählich damit begonnen, verschiedene Hilfestellungen für Familienmitglieder auszuarbeiten.

Heutzutage wird der Begriff sehr zwiespältig verwendet: In einigen Fällen wird der Begriff ähnlich wie eine Diagnose genutzt. Je nach Verwendung verschieben sich damit allerdings Ursache und Auswirkung. Zum Teil wird Familienmitgliedern unter Verwendung dieses Begriffs eine Schuld an der Entstehung und Aufrechterhaltung der Erkrankung zugeschrieben. Es gibt bis heute keine klare und allgemeingültige Definition dieses Begriffes und keine wissenschaftlichen Belege für eine Co-Abhängigkeit (Calderwood & Rajesparam, 2014). Aus unserer Sicht gibt es keinen Grund, Familienmitglieder oder den Freundeskreis von Personen mit einer Suchterkrankung pauschal mit einer Diagnose zu belegen. Da der Begriff so unterschiedlich definiert wird und viele der bestehenden Blickwinkel negative Zuschreibungen enthalten, verzichten wir in diesem Buch auf die Verwendung dieses Begriffes.

Vielmehr legen wir den Fokus auf die Belastungen, die aus der Situation entstehen und fassen Verhaltensweisen, die von Familienmitgliedern, Freundinnen und Freunden häufig gezeigt werden, als Versuche auf, mit einer ungewohnten und hoch stressreichen Situation umzugehen.

6.5 Stigmatisierung und Scham

Viele Menschen mit psychischen Erkrankungen und viele ihrer Familienmitglieder, Freundinnen oder Freunde werden mit Vorurteilen und Stigmatisierungen konfrontiert. So werden z. B. in den Medien Menschen mit psychischen Erkrankungen häufig als „gefährliche Irre“ oder als hilflose Menschen dargestellt. Auch von Familienmitgliedern und dem Freundeskreis wird häufig ein einseitiges und negatives Bild gezeichnet: In vielen Fällen werden sie als mitschuldig an der Entstehung und Aufrechterhaltung der Erkrankung dargestellt. Dies betrifft insbesondere Suchterkrankungen und stellt eine zusätzliche Belastung im Umgang mit der Erkrankung dar.

Meist wird ein *Stereotyp* abgebildet, also eine Annahme über Eigenschaften und Merkmale einer bestimmten Gruppe von Personen. Im Alltag mit einer Vielzahl verschiedener Eindrücke helfen Stereotype, Informationen zu sortieren und schnell zu verarbeiten. Dies ist zwar grundsätzlich hilfreich und wichtig, damit man überhaupt dazu in der Lage ist, alle Eindrücke zu bewältigen. Problematisch wird es dann, wenn sich aus den Stereotypen *Vorurteile* bilden: Diese sind mit einer Bewertung verbunden und beinhalten eine emotionale Reaktion wie Misstrauen oder Furcht, die dazu führt, dass man sich entsprechend dem Vorurteil verhält. Diese Vorurteile fördern die Stigmatisierung psychisch kranker Menschen, d. h. die Betroffenen werden aufgrund ihrer Erkrankung gesellschaftlich an den Rand gedrängt (Rüsch et al., 2011). Konkret zeigt sich das u. a. in Ausgrenzungserfahrungen, Kontaktvermeidung oder Beschimpfungen. Studien belegen, dass insbesondere Suchterkrankungen hoch stigmatisiert sind, wobei die „Verhaltenssüchte“ wie die Glücksspielsucht auf Charakterfehler zurückgeführt und damit noch stärker stigmatisiert werden (Konkolÿ Thege et al., 2015).

Dabei werden nicht nur die Betroffenen selbst stigmatisiert, in vielen Fällen erleben auch ihre Familienmitglieder und der Freundeskreis eine Stigmatisierung. Hier lassen sich drei Bereiche unterscheiden (Rüsch et al., 2005, Corrigan & Miller, 2004): Zum einen gibt es die sogenannte „öffentliche Stigmatisierung“, d. h. Familien werden wegen der erkrankten Person gemieden. Gleichzeitig setzen Vorurteile und Erwartungshaltungen die Familien weiter unter Druck, die darauf häufig mit Scham reagieren. Zum anderen gibt es den Bereich der „Selbststigmatisierung“, d. h. die Stigmatisierung der betroffenen Person führt zu einem verringerten Selbstwertgefühl der anderen Familienmitglieder. Als dritter Bereich kommen die Belastungen hinzu, die daraus entstehen, dass die Familienmitglieder unter der Stigmatisierung der betroffenen Person stellvertretend mitleiden. Daher verschweigen Familienmitglieder, Freundinnen und Freunde nicht selten die Erkrankung einer ihnen nahestehenden Person in ihrem weiteren Umfeld (Corrigan & Miller, 2004). Dies führt aber dazu, dass Unterstützung im eigenen sozialen Umfeld nicht oder nicht ausreichend genutzt werden kann. Wie diese Unterstützung eingeholt werden kann, erläutern wir in Kapitel 7.4.

Zudem nehmen viele Menschen aus Angst vor einer möglichen Stigmatisierung oder aus Scham keine professionelle Hilfe in Anspruch. Vielen – sowohl Glücksspielerinnen und Glücksspielern als auch Familienmitgliedern, Freundinnen und Freunden – fällt es auch schwer, sich einzugestehen, dass sie die Problematik nicht ohne fremde Hilfe lösen können. In diesen Fällen wird das Aufsuchen professioneller Hilfen als eigenes Versagen erlebt. Gleichzeitig haben viele Hilfesuchende Angst, ihre Eigenständigkeit aufgeben zu müssen, wenn sie sich auf Unterstützung einlassen. Dennoch ist es wichtig, sich selbst die notwendigen Hilfen zu suchen. Wie Sie bei Bedarf weiterführende professionelle Unterstützung erhalten können, erfahren Sie in Kapitel 8.3.

7 Handlungsmöglichkeiten: Was kann ich tun?

Nachdem Sie nun einiges über spezielle Problembereiche von Familienmitgliedern, Freundinnen und Freunden von Glücksspielerinnen und Glücksspielern erfahren haben, fragen Sie sich bestimmt, was genau Sie selbst tun können. Welche Möglichkeiten stehen Ihnen offen, wie können Sie Einfluss nehmen? Wie können Sie einerseits für Ihre betroffene Angehörige bzw. Ihren betroffenen Angehörigen da sein und andererseits gut für sich selbst sorgen?

Dazu betrachten wir vier Bereiche genauer: Als Erstes gehen wir auf das Thema Stress ein bzw. darauf, welche Strategien für Sie persönlich hilfreich sein können, um Stress zu bewältigen. Weiterhin ist es bedeutsam, sich über Kommunikation Gedanken zu machen, denn dadurch werden unsere zwischenmenschlichen Beziehungen maßgeblich beeinflusst. Als dritten Bereich gehen wir auf die soziale Unterstützung ein, da diese eine große Rolle dabei spielt, wie Sie es schaffen, mit Ihrer Situation erfolgreich umzugehen. Und nicht zuletzt möchten wir Sie über Möglichkeiten im Umgang mit (erneuten) Spielphasen bzw. Rückfällen informieren, damit Sie auf diese Fälle vorbereitet sind und möglichst gut darauf reagieren können.

Dabei gibt es für viele Problembereiche keine einfache Antwort. Familienmitglieder, Freundinnen und Freunde befinden sich häufig in einem Dilemma aus Unterstützung und Abgrenzung (siehe Abbildung 3): Welche Kompromisse können oder müssen sie mit der Glücksspielerin bzw. dem Glücksspieler eingehen? Wie können sie die bzw. den Betroffenen unterstützen? Ist Kontrolle gut und/oder richtig? Wenn ja, wie viel Kontrolle ist notwendig? Wie können sie sich selbst und ihre Familien schützen? Sollen oder müssen sie die Spielerin bzw. den Spieler konfrontieren? Sollen sie sich zurückziehen, für sich selbst sorgen und einen neuen Lebensabschnitt ohne die Betroffene bzw. den Betroffenen beginnen?

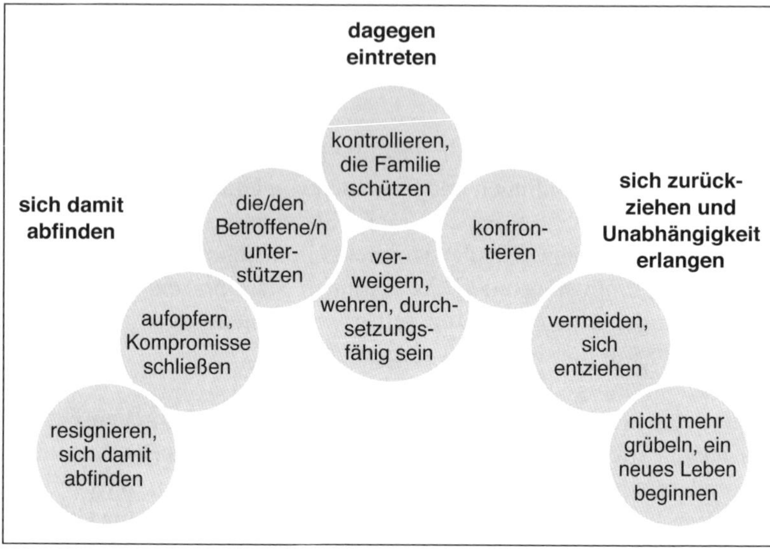

Abbildung 3: Dilemmata von Familienmitgliedern beim Umgang mit der Glücksspielsucht einer bzw. eines nahen Angehörigen (eigene Übersetzung nach Orford, Velleman et al., 2010)

Bei diesen und ähnlichen Fragen handelt es sich immer um Dilemmata. Es gibt keine allgemeingültige Antwort, sondern eine Reihe von möglichen Verhaltensweisen. Die angemessene Reaktion erfordert immer, die aktuelle Situation, die eigene momentane Befindlichkeit und die möglichen kurz-, mittel- und langfristigen Konsequenzen abzuwägen. Eine Reaktion kann in einer Situation „richtig“ und in einer anderen Situation „falsch“ sein.

Gut zu wissen:

Sie selbst müssen hinter Ihrer Reaktion stehen können. Dafür ist es wichtig, dass Sie sich Gedanken darüber machen, warum Sie auf eine bestimmte Art und Weise reagieren und was Sie sich davon versprechen. Am Ende sind immer Sie die Person, die mit Ihrer Entscheidung und den Konsequenzen leben muss.

7.1 Stress und Stressbewältigung

Stress ist heute ein allgegenwärtiger Begriff: In Beruf und Ausbildung, aber auch in der Familie, im Freundeskreis und in der Freizeit erleben wir alle stressige Situationen, d. h. Situationen, in denen wir uns überfordert, gereizt, wütend, nervös oder ohnmächtig fühlen. Für Sie als Familienmitglied, Freundin oder Freund einer bzw. eines Betroffenen kommen zu diesen allgemeinen möglichen Stressfaktoren noch die Probleme mit dem Glücksspielverhalten und die dadurch ausgelösten Folgen hinzu. Daher stellen wir Ihnen in diesem Kapitel vor, was genau man unter Stress versteht, welche Auswirkungen Stress hat und wie man in unterschiedlichen Situationen möglichst gut damit umgehen kann.

7.1.1 Was ist Stress?

Ursprünglich war die Stressreaktion ein sehr hilfreicher und lebenswichtiger Mechanismus, mit der unser Körper bei Gefahr jederzeit auf Kampf oder Flucht umstellen konnte. Dabei wird eine körperliche Stressreaktion ausgelöst und es werden verschiedene Stresshormone ausgeschüttet. Der Körper erhält einen Energieschub, die Atmung und das Herz-Kreislauf-System werden angeregt. Gleichzeitig werden andere Körperfunktionen heruntergefahren, z. B. die Verdauung, da diese bei einer akuten Gefahr nicht hilfreich ist. Heutzutage sind die Bedrohungen allerdings in der Regel andere, die Gefahr geht nicht mehr von wilden Tieren aus. Bedrohungen ergeben sich im Alltag aus Anforderungen in verschiedenen Bereichen, z. B. aus privaten oder beruflichen Anforderungen. Daher sind Kampf oder Flucht heutzutage meistens keine hilfreichen Verhaltensweisen mehr im Umgang mit Stress. Gleichzeitig werden bei Stress weiterhin körperliche Stressreaktionen ausgelöst, die mittel- und langfristig zu körperlichen Folgeerkrankungen führen können. Hier kann z. B. gemäßigter Sport dabei helfen, den Körper wieder zu regulieren (Kaluza, 2007). Die körperliche Aktivität lockert u. a. die verkrampfte Muskulatur, baut Stresshormone ab und setzt Botenstoffe im Gehirn frei, die stimmungsaufhellend wirken.

Gut zu wissen:

Stressige Situationen sind unvermeidlich, wichtig ist unser Umgang mit diesen Situationen!

Grundsätzlich sind stressreiche Situationen nicht immer negativ: Ein bestimmtes Ausmaß an Stress wirkt sogar herausfordernd, subjektiv angenehm, leistungssteigernd und motivierend. Dieser sogenannte *positive Stress* erhöht die Aufmerksamkeit und fördert die Leistungsfähigkeit. Auch langfristig sind mit dieser Form von Stress keine negativen Folgen verbunden. Positiver Stress hilft bei der Lösung und Bewältigung schwieriger, aber positiv empfundener Aufgaben. Der *negative Stress* ist dagegen ein unter- oder überfordernder gesundheitsgefährdender Stress, der zu Ermüdung und Erschöpfung führt und mittel- und langfristig krank macht. Körperliche Folgen können Erkrankungen wie z. B. koronare Herzerkrankungen, Magen-Darm-Geschwüre, Ohrgeräusche, Tinnitus, Verlust des sexuellen Interesses oder Zyklusstörungen sein. Mögliche psychische Folgen sind emotionale, mentale oder soziale Erschöpfung, wie Energiemangel, chronische Müdigkeit, Niedergeschlagenheit, Zynismus oder sozialer Rückzug.

Stressreaktionen

Auf Stress reagieren wir auf vier verschiedenen Ebenen: auf der kognitiven Ebene, der emotionalen Ebene, der vegetativ-hormonellen Ebene sowie der muskulären Ebene.

Auf der *kognitiven Ebene*, also bei den Denk- und Wahrnehmungsprozessen, werden automatisch solche Aspekte einer Situation wahrgenommen, die Stress auslösen können. Andere Anteile der Situation werden dann nicht mehr registriert. Häufig erleben die Betroffenen z. B. Denkblockaden oder Leere im Kopf („Blackout"), Gedankenkreisen, d. h. die Gedanken drehen sich ziellos ausschließlich um die aktuelle Situation, oder Konzentrationsmangel, d. h. es bestehen Schwierigkeiten, sich auf eine Aufgabe zu fokussieren, und man ist leicht ablenkbar.

Auf der *emotionalen Ebene*, also bei den Gefühlen und Befindlichkeiten, gibt es eine Vielzahl unterschiedlicher Reaktionen, die ebenfalls auf das ursprüngliche Kampf-oder-Flucht-Verhalten ausgelegt sind, z. B. Aggression, Ärger, Wut und Gereiztheit oder Schreck, Angst, Panik und Verunsicherung bis hin zu einem Gefühl der Hoffnungslosigkeit oder des Ausgebranntseins.

Die *vegetativ-hormonelle Ebene* betrifft das vegetative Nervensystem und hormonelle Reaktionen. Das vegetative Nervensystem steuert z. B. die Atmung und die Verdauung und ist willkürlich nicht kontrollierbar. Auch hormonelle Vorgänge im Körper sind nicht bewusst kontrollierbar. So wird z. B. durch die Ausschüttung von Stresshormonen die Atmung beschleunigt und das Herz-Kreislauf-System verstärkt. Der Blutdruck steigt, die Blutgefäße verengen sich und man fängt an zu schwitzen. Zudem wird die Immunabwehr des eigenen Körpers geschwächt, da diese in der akuten Kampf-oder-Flucht-Situation nicht benötigt wird. Gleiches gilt für die Aktivität von Magen und Darm sowie von Sexualfunktionen. Häufige Stressreaktionen sind daher z. B. Kurzatmigkeit, Mundtrockenheit, Herzklopfen und -stechen, Schwitzen, Magenprobleme, Übelkeit oder Erbrechen oder auch eine vorübergehende Impotenz.

Auch auf der *muskulären Ebene* finden viele verschiedene Reaktionen statt, um den Körper auf Kampf oder Flucht vorzubereiten. Dabei ist die gesamte Muskulatur angespannt, wodurch es häufig zu Spannungskopfschmerz, Rückenschmerzen, Zähneknirschen oder Ähnlichem kommt. Die Muskelreaktion kann sich u. a. auch in angespannten oder hochgezogenen Schultern, starrer Mimik oder geballten Fäusten sowie als Trommeln mit den Fingern oder Wippen mit den Füßen zeigen.

Wodurch entsteht Stress?

Stress kann durch viele verschiedene Faktoren ausgelöst werden. Häufig denkt man dabei zunächst an große einschneidende Ereignisse, wie traumatische Erlebnisse, den Tod eines nahestehenden Familienmitglieds oder einer Freundin bzw. eines Freundes. Allerdings gibt es auch sogenannte *Mikrostressoren*, die kleinen, alltäglichen Unannehmlichkeiten, die zusammengenommen wieder zu Stress führen. Das können z. B. Zeitnot, zu viel oder auch zu wenig Arbeit, mangelnde Anerkennung, Absprachen, die nicht eingehalten werden, oder umfangreiche familiäre oder soziale Verpflichtungen sein. Auch Schichtarbeit, mangelnde Trennung von Beruf und Familie bzw. Privatleben oder die andauernde Pflege erkrankter oder hilfebedürftiger Familienmitglieder können Stress auslösen. Allerdings können nicht nur Ereignisse, die eintreten, belastend sein. Auch das Nichteintreten von gewünschten Ereignissen kann zu Stress führen, z. B. bei ungewollter Kinderlosigkeit oder einer erfolglosen Arbeits- oder Wohnungssuche.

Die eben beschriebenen Situationen lösen aber nicht in jedem Fall Stress aus. Damit aus einer Situation eine stressreiche Situation wird, müssen verschiedene Faktoren aufeinander treffen. Die moderne Stressforschung zieht als Basis das sogenannte *Transaktionale Stressmodell* (Lazarus & Folkman, 1987; siehe Abbildung 4) heran. Demnach wird jede Situation zunächst danach bewertet, ob es sich um eine subjektiv relevante Situation handelt oder nicht. Diese Bewertung setzt sich aus vorangegangenen Erfahrungen und persönlichen Bedürfnissen, Motiven und Zielen zusammen. Situationen, die für eine Person keine Relevanz haben, weil sie sich z. B. erfahrungsgemäß gut und routiniert bewältigen lassen, rufen keine Stressreaktionen hervor. Relevante Situationen werden zunächst danach geprüft, ob es sich um positive oder negative Situationen handelt. Positive Situationen werden als herausfordernd erlebt, negative Situationen stellen eine mögliche Bedrohung oder Schädigung dar. Im nächsten Schritt werden die eigenen Bewältigungsmöglichkeiten geprüft, also eigene Kompetenzen und Unterstützungsmöglichkeiten (siehe Kapitel 7.4). Wenn die Situation als positiv eingestuft wird und ausreichend eigene Kompetenzen und Unterstützungsmöglichkeiten vorhanden sind, entsteht positiver Stress, der die Leistungsfähigkeit erhöht und positiv und motivierend wirkt. Wird die Situation allerdings als bedrohlich eingestuft, entsteht negativer Stress, der durch ungenügende Bewältigungsmöglichkeiten weiter verstärkt wird. In beiden Fällen – bei positivem wie bei negativem Stress – fließen die Erfahrungen, die im Umgang mit der Situation gesammelt wurden, in die künftige Bewertung neuer Situationen ein. So werden z. B. einmal bewältigte Situationen künftig als besser handhabbar wahrgenommen als Situationen, bei denen die Bewältigung nicht bzw. nicht gut funktioniert hat.

Gut zu wissen:

Für den Umgang mit negativem Stress gibt es kein Patentrezept, aber viele Anregungen, die in einen individuellen Umgang mit dem eigenen Stress integriert werden können und so eine hilfreiche und gesunde Bewältigung des Stresses ermöglichen. In stressreichen Lebensumständen gilt es, die Kontrolle über die eigene Lebenssituation zu erhalten und die eigene Handlungsfähigkeit wieder herzustellen.

Das Ausmaß des Stresses wird von Häufigkeit, Dauer, Intensität und Vielfalt der erlebten belastenden Situationen mitbestimmt. Dabei werden unvorhersehbare Ereignisse als stressreicher und belastender erlebt als vorhersagbare Ereignisse. Dies hängt damit zusammen, dass es bei vorhersagbaren Ereignissen möglich ist, sich schon im Vorfeld auf

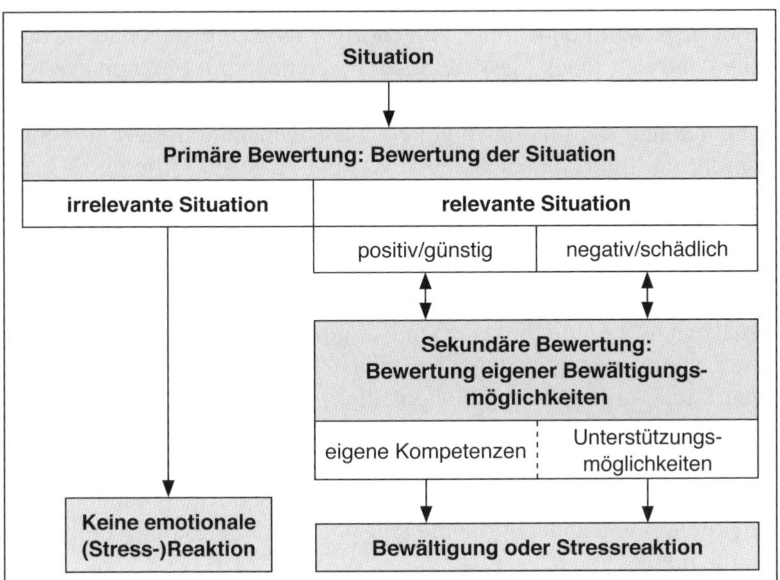

Abbildung 4: Transaktionales Stressmodell (nach Lazarus, 1974)

den Umgang mit der Situation vorzubereiten. So kann z. B. im Berufsleben beim Auslaufen eines Arbeitsvertrags frühzeitig mit der Suche nach einer neuen Stelle begonnen werden. Diese Möglichkeit entfällt, wenn der Arbeitsvertrag überraschend beendet wird, also unvorhergesehen gekündigt wird. In dieser Situation bleibt kaum Zeit, sich auf die neue Situation einzustellen, sodass hier auch eine höhere Stressbelastung eintritt. Auch die Kontrollierbarkeit spielt eine entscheidende Rolle: Wird eine Situation als nicht kontrollierbar erlebt, fühlt man sich also ohnmächtig ausgeliefert, wird Stress stärker empfunden. Dies ist z. B. dann der Fall, wenn eine Angehörige oder ein Angehöriger Probleme beim Glücksspielen hat. Diese Situation ist in der Regel lang andauernd und führt zu einer Vielzahl von belastenden Situationen. Darüber hinaus treten häufig unvorhersehbare Situationen auf, die sich von Familienmitgliedern oder vom Freundeskreis nicht kontrollieren lassen. Daher erleben Familienmitglieder, Freundinnen und Freunde häufig eine sehr hohe Stressbelastung. Wir möchten dies an einem Beispiel erläutern.

Stellen Sie sich vor, Sie sind abends zu Hause und Ihre betroffene Angehörige bzw. Ihr betroffener Angehöriger möchte gerne ohne Sie ausgehen und sagt Ihnen, dass sie bzw. er sich noch mit Freundinnen und Freunden treffen möchte. Diese Situation ist für viele Menschen ganz alltäglich und stellt in vielen Fällen eine sogenannte irrelevante Situation dar und führt dementsprechend nicht zu Stress. Allerdings kann genau diese Situation für Sie enormen Stress bedeuten, wenn Ihre vorangegangenen Erfahrungen sagen, dass die bzw. der Betroffene spielen gehen wird. In dem Fall würden Sie diese Situation als relevant und potenziell bedrohlich einstufen. Im nächsten Schritt bewerten Sie automatisch, wie es um Ihre eigenen Bewältigungsmöglichkeiten und um Unterstützungsmöglichkeiten bestellt ist. Unter Umständen tut es in so einer Situation zunächst einmal gut, die eigene Anspannung abzubauen und z. B. zum Sport zu gehen. Möglicherweise ist es auch hilfreich, mit Freundinnen und Freunden über die Sorgen zu sprechen. Eine andere – mittel- bis langfristige – Möglichkeit kann sein, sich in einer Beratungsstelle, einer anderen Anlaufstelle oder einer Selbsthilfegruppe Unterstützung zu holen.

Gut zu wissen:

Die Erfahrungen, die bei der Bewältigung der Situation gemacht werden, dienen als Grundlage für die Bewertung einer zukünftigen ähnlichen Situation: Je nachdem, ob ich mich hilflos fühle oder ob ich Möglichkeiten habe, mit der Situation umzugehen, verändert dies meine künftige Einschätzung. Je mehr Situationen ich in meinem bisherigen Leben gut bewältigt habe, umso sicherer bin ich mir, auch künftige Situationen gut zu bewältigen.

7.1.2 Strategien zum Umgang mit Stress

Grundsätzlich lassen sich verschiedene Ansatzpunkte zum Umgang mit Stress unterscheiden: Es gibt problemorientierte Strategien, die darauf abzielen, das Problem an sich zu verändern, und emotionsorientierte Strategien, bei denen die emotionale Grundstimmung beeinflusst wird. Zudem gibt es die Möglichkeit, automatische Gedanken zu identifizieren und zu verändern. Darüber hinaus ist es häufig hilfreich, das soziale Umfeld einzubeziehen und z. B. in der Familie oder im Freundeskreis um Unterstützung zu bitten. Mehr zur sozialen Unterstützung erfahren Sie in Kapitel 7.4.

Problemorientierte Strategien

Wie der Name schon sagt, geht es bei problemorientierten Strategien darum, das Problem an sich zu verändern oder bestimmte Situationen zu vermeiden oder zu verringern. Ein einfaches Beispiel aus dem Alltag wäre, Einkäufe nicht zu Stoßzeiten, z. B. am Nachmittag vor langen Feiertagen, zu erledigen, sondern auf andere Zeiten auszuweichen und so lange Wartezeiten zu vermeiden. Es gibt allerdings auch viele Fälle, in denen sich durch das Vermeiden der Situation keine langfristige Lösung herbeiführen lässt. Dann ist es wichtig, zu überlegen, ob und wie die Situation an sich verändert werden kann bzw. wie die konkreten Probleme gelöst werden können. Beispiele für dieses Vorgehen sind, neue Informationen einzuholen oder sich mit anderen Personen in ähnlichen Situationen auszutauschen. Zudem kann es z. B. auch hilfreich sein, Aufgaben neu zu verteilen oder die persönliche Arbeitsorganisation, z. B. durch realistische Zeitplanung oder Festlegung von Prioritäten, zu verändern.

Bei einem problemorientierten Vorgehen ist der erste Schritt, das Problem genau zu beschreiben. Dabei geht es nicht um eine globale Problembeschreibung, z. B. „Mein Sohn ist glücksspielsüchtig.“, sondern um einzelne, ganz konkrete Problembereiche, wie „Mein Sohn verliert seine Wohnung, weil er die Miete verspielt hat. Jetzt möchte er, dass ich seine Mietschulden für ihn bezahle.“. Anhand dieser konkreten Beschreibung können einzelne Schritte zum Umgang mit diesem konkreten Problem erarbeitet werden. So könnte sich die Mutter in diesem Beispiel folgende Punkte überlegen: „Ist es das erste Mal, dass mein Sohn mich um die Übernahme der Miete gebeten hat? Hätte ich grundsätzlich das Geld zur Verfügung, seine Mietschulden dieses eine Mal zu übernehmen? Falls ja: An welche Bedingungen knüpfe ich die Übernahme der Mietschulden und wie können wir diese Bedingungen gemeinsam aushandeln? Habe ich ihm schon einmal Geld gegeben, weil er aufgrund seines Glücksspiels in einer Notlage war? Habe ich damals Bedingungen mit ihm vereinbart und hat er sich an diese Bedingungen gehalten? Was mache ich, wenn sich mein Sohn nicht an diese Bedingungen hält?“ Diese und weitere Überlegungen könnten dazu führen, dass die Mutter zu folgendem Schluss kommt: „Auch wenn es mir schwer fällt: Ich werde meinen Sohn nicht aus seinen Glücksspielschulden freikaufen. In der Vergangenheit habe ich ihm schon öfter mit Geld ausgeholfen. Er hat mir zwar immer versprochen, mit dem Glücksspielen aufzuhören, konnte seine Versprechen aber nie einhalten. Ich werde ihm anbieten, gemeinsam mit ihm zur Sucht- und Schuldnerberatung zu gehen. Außerdem werde ich ihm anbieten, gemeinsam mit ihm mit seinem Vermieter zu sprechen und zu versuchen, eine Ratenzahlung für die ausstehenden Mietschulden zu vereinbaren.“

Emotionsorientierte Strategien

Eine andere Möglichkeit, mit Stress umzugehen, ist, die emotionale Grundstimmung zu verbessern. Das Ziel ist, die eigenen Gefühle zu beeinflussen und z. B. innere Anspannung, Unruhe oder Angst abzubauen.

Dazu bieten sich z. B. Entspannungsmethoden wie Atemübungen, Progressive Muskelentspannung oder Autogenes Training an. Außerdem kann körperliche Aktivität, z. B. Sport, Spaziergänge, Wandern oder Gartenarbeit, dabei helfen, die Anspannung abzubauen. Eine weitere Möglichkeit stellen entlastende Gespräche im Familien- oder Freundeskreis oder mit professionellen Helferinnen und Helfern dar. Auch positives Denken kann dazu beitragen, Stress zu reduzieren. Allerdings ist es hierbei wichtig, anstelle von allgemeinen Aussagen konkrete Aussagen zu nutzen (Wood et al., 2009), z. B. indem man anstelle der Aussage „Alles wird gut." den Fokus auf die Situation richtet: „In der Vergangenheit habe ich eine ähnliche Situation schon einmal gut bewältigt. Ich werde das auch dieses Mal schaffen!".

In einer akuten Stresssituation gibt es verschiedene schnell einsetzbare Techniken, die dabei helfen können, kurzfristig akuten Stress zu reduzieren. Diese Techniken sind immer dann hilfreich, wenn Ihr eigenes aktuelles Stresslevel sehr hoch ist. Bildlich gesprochen können Sie sich Ihr eigenes aktuelles Stresslevel als Ampel vorstellen: Im grünen Bereich ist die Situation relativ entspannt und Sie können gut damit umgehen. Im gelben Bereich ist bereits deutlicher Stress vorhanden, aber kurzfristig ist dieses Ausmaß an Stress für Sie noch akzeptabel und handhabbar. Im roten Bereich ist der Stress dagegen so hoch, dass Sie in Ihrer Handlungsfähigkeit eingeschränkt werden, das Gefühl haben, mit dem Stress nicht mehr zurechtzukommen und langfristig gesundheitliche Nachteile befürchten müssen. In diesen Situationen ist es wichtig, Techniken zur Verfügung zu haben, die dabei helfen, handlungsfähig und ruhig zu bleiben. Eine Möglichkeit ist, innerlich auf Distanz zu der Situation zu gehen, wodurch der akute Stress reduziert wird. Dadurch verschafft man sich eine Atempause und hat die Möglichkeit, überlegt und weniger impulsiv zu handeln.

Eine allgemein bekannte Methode, um sich so eine Atempause zu verschaffen, ist das klassische „Bis-10-Zählen". Hierbei ist es wichtig, sich auch tatsächlich auf jede einzelne Zahl zu konzentrieren. Wenn zwischen den einzelnen Zahlen ablenkende Gedanken auftreten, beginnt man mit dem Zählen wieder von vorne. Gerade in einer akuten Stresssituation ist dies nicht immer einfach und erfordert Übung im Vorfeld.

Eine andere Technik, mit der man innerlich auf Distanz zu einer Situation gehen kann, ist die sogenannte „Da-ist-Technik“. Auch bei dieser Technik ist es hilfreich, wenn man sie nicht erst in akuten Momenten ausprobiert, sondern vorab übt. Das Vorgehen ist folgendermaßen: Als erstes wird die aktuelle, enorm stressbelastete Situation als vorhanden angenommen. Die Situation ist in diesem Augenblick so und kann auch gerade nicht geändert werden. Im nächsten Schritt werden die Dinge, die gerade da sind, völlig neutral und ohne Wertung beschrieben. Die in Gedanken formulierten oder auch laut ausgesprochenen Sätze beginnen jeweils mit „Da ist …“. Diese Technik wird anhand des folgenden Beispiels veranschaulicht.

Beispiel: „Da-ist-Technik“

Die Partnerin eines Glücksspielers steht morgens in der gemeinsamen Wohnung und stellt fest, dass der Strom nicht funktioniert. Nachdem sie die Sicherungen kontrolliert hat, ruft sie über ihr Handy den Hausmeister an. Der informiert sie kurz und knapp darüber, dass der Strom abgestellt wurde, da die Rechnungen nicht bezahlt wurden. Der Stromversorger hatte dies auch mehrmalig angekündigt und die Zahlung der ausstehenden Rechnungen angemahnt. Noch während des Telefonats hört sie ihr kleines Kind aus dem Nebenzimmer weinen. Sie geht hin, ist selbst noch ganz aufgewühlt und kann das Kind nicht beruhigen. Mit dem Kind auf dem Arm geht sie in die Küche und stößt auch noch die Flasche mit der Milch auf den Boden. In diesem Moment würde sie am liebsten laut schreien. Stattdessen erinnert sie sich an die Technik, die sie gelernt und geübt hat. Sie steht also in der Küche und beginnt: „Da ist Milch auf dem Boden. Da sind Scherben. Da ist mein Kind auf meinem Arm. Da ist die Anrichte. Da ist der Kühlschrank. …“ Allmählich wird sie ruhiger und hat nicht mehr das Gefühl, völlig hilflos und überwältigt zu sein. Sie beruhigt ihr Kind, wischt die Milch und die Scherben auf und geht mit ihrem Kind zu einer Freundin, der sie von der Situation erzählt und mit ihr gemeinsam überlegt, wie sie jetzt weitermachen kann und möchte.

Übung:

Teil 1: Schauen Sie sich um. Was ist gerade um Sie herum?

Da ist ______________________________

Da ist ______________________________

Da ist ______________________________

Da ist ______________________________

Da ist ______________________________

Da ist ______________________________

Da ist ______________________________

Da ist ______________________________

Da ist ______________________________

Teil 2: Erinnern Sie sich an eine akut stressige Situation in Ihrem Alltag zurück. Wie hätten Sie die „Da-ist-Technik" anwenden können?

Meine stressige Situation:

____

____

____

Was war in dieser Situation ganz konkret um Sie herum?

Da war ______________________________

Da war ______________________________

Da war ______________________________

Da war ______________________________

Da war ______________________________

Da war ______________________________

Da war ______________________________

Da war ______________________________

Da war ______________________________

Diese und ähnliche Techniken sind sehr hilfreiche Methoden, um kurzfristig mit akutem Stress umzugehen. Sie ermöglichen, „auf Distanz“ zu gehen und die stressreiche Situation weniger emotional und insgesamt ruhiger betrachten zu können. Dadurch wird der Umgang mit der Situation erleichtert. Wichtig ist: Eine Situation in dem Moment anzunehmen, bedeutet nicht, die Situation an sich hinzunehmen! Langfristig bieten diese Techniken keine Lösung für stressreiche Situationen, sie ermöglichen jedoch die Atempausen, die man braucht, um Lösungen zu erarbeiten.

Veränderung von automatischen Gedanken

Eine weitere Möglichkeit, um besser mit Stress umgehen zu können, ist, bestimmte Gedanken in den stressreichen Situationen zu verändern. Häufig kommen ganz automatisch Gedanken wie „Das schaffe ich nie!“, „Das muss ich doch alleine schaffen!“, „Was denken denn die anderen, wenn das bei mir so ist?“ oder „Entweder ganz oder gar nicht!“. Gedanken dieser Art werden auch als *innere Antreiber* (Kahler, 1977) bezeichnet. In der Regel werden fünf Dynamiken unterschieden: (1) „Sei perfekt!“, (2) „Sei stark!“, (3) „Mach es allen recht!“, (4) „Streng dich an!“ und (5) „Beeil dich!“.

In jedem Menschen sind diese inneren Antreiber unterschiedlich stark ausgeprägt und beeinflussen die Gedanken und das Handeln. So steckt im Antreiber „Sei perfekt!“ das Bedürfnis, Dinge gut, genau und fehlerfrei zu erledigen. Wenn dieser Antreiber allerdings übermäßig stark vorhanden ist, kann das dazu führen, dass z. B. Aufgaben übertrieben genau erfüllt werden, das Ergebnis nie als „gut genug“ betrachtet wird und auch kleine Fehler enorme Schamgefühle auslösen. Hinter dem Antreiber „Sei stark!“ stehen Stärke und Unabhängigkeit. Gleichzeitig kann eine übertrieben starke Ausprägung dazu führen, dass bei Überlastung keine Hilfen genutzt werden, keine Schwäche gezeigt werden darf und alles unter Kontrolle gehalten werden muss. Der Antreiber „Mach es allen recht!“ steht für Liebenswürdigkeit, Freundlichkeit und Mitgefühl, kann aber in der übertriebenen Ausprägung dazu führen, dass eigene Bedürfnisse zurückgestellt werden, um von anderen gemocht zu werden. Hinter „Streng dich an!“ steht der Wille, nie aufzugeben, sowie Ausdauer und ein hohes Durchhaltevermögen. Ist dieser Antreiber übertrieben stark vorhanden, kann es aber zu Selbstausbeutung und ständiger Überforderung kommen. Mit „Beeil dich!“ sind Schnelligkeit und Zielgerichtetheit verbunden, allerdings führt eine übertriebene Ausprägung zu Hektik, Aufgeregtheit und Ungeduld.

Diese automatischen Gedanken und inneren Antreiber lassen sich mit Übung nach und nach erkennen und relativieren. Wichtig ist, die eigenen automatischen Gedanken zu identifizieren und alternative Formulierungen zu finden, denen man selbst auch glauben kann. So könnte z. B. aus „Das schaffe ich nie!“ der Gedanke werden: „Unter den Voraussetzungen, die ich momentan habe, kann ich das so nicht erledigen. Was brauche ich, z. B. Zeit, Informationen oder Unterstützung, um das gut und gelassen erledigen zu können?“ Der Satz „Das muss ich doch alleine schaffen!“ ließe sich z. B. umformulieren in: „Ich kann viel alleine umsetzen, ich muss aber nicht. Ich darf mir Unterstützung holen, es ist meine Entscheidung.“ Auch für „Was denken denn die anderen, wenn das bei mir so ist?“ gibt es Alternativen, z. B.: „Wie geht es mir selbst mit der Situation? Meine Wünsche und Ansprüche sind genauso wichtig wie die anderer Menschen.“ Die Formulierung „Entweder ganz oder gar nicht!“ lässt sich ebenfalls entschärfen, etwa durch: „Es müssen nicht immer 150 % sein, ich habe das jetzt schon gut genug erledigt.“

Übung:

Überlegen Sie: Welche Gedanken gehen Ihnen in stressigen Situationen normalerweise durch den Kopf?

____

____

____

____

Können Sie diese Gedanken einem oder verschiedenen inneren Antreibern zuordnen? Welche inneren Antreiber sind bei Ihnen besonders stark ausgeprägt?

Wie könnten Sie Ihre Gedanken in stressigen Situationen umformulieren?

Wann ist welche Strategie hilfreich?

Nicht jede Strategie ist für jede Person und in jeder Situation hilfreich. Daher ist es sinnvoll, verschiedene Strategien zur Verfügung zu haben: sowohl solche zur kurzfristigen Entlastung als auch solche zur mittel- und langfristigen Stressbewältigung. Die in den vorherigen Abschnitten vorgestellten Strategien können hierzu, je nach Situation, genutzt werden:

- *Problemorientierte Strategien* haben zum Ziel, das Problem mittel- bis langfristig zu verändern und so zu einer Entlastung beizutragen.
- Dies ist aber nicht immer möglich: Manche Probleme, die Stress verursachen, liegen außerhalb der eigenen Kontrolle bzw. Beeinflussbarkeit. In diesem Fall können *emotionsorientierte Strategien* eingesetzt werden. Diese helfen, kurzfristig mit akut stressigen Situationen umzugehen. Mittel- und langfristig sorgen sie dafür, dass stressreiche Situationen als weniger belastend erlebt werden, es ändert sich also das eigene Gefühl.
- Auch die *Veränderung automatischer Gedanken* kann mittel- und langfristig dazu beitragen, dass sich stressreiche Situationen weniger belastend auswirken.

Zudem kann man sich wichtige Unterstützung im eigenen sozialen Netzwerk einholen (siehe Kapitel 7.4). Familie und Freundeskreis können dabei sowohl kurzfristig in akuten Situationen unterstützen als auch mittel- und langfristig mit Rat und Tat zur Seite stehen.

Bei langanhaltendem Stress bietet sich auch die Teilnahme an einem Stressbewältigungstraining an, da chronische Belastungen dazu führen können, dass die eigene Belastbarkeit abnimmt und Stress sich früher und massiver auswirkt. So kann negativen Folgen für die eigene Gesundheit vorgebeugt werden. Diese Trainings werden u. a. von Krankenkassen angeboten oder von ihnen (mit-)finanziert.

Strategien zum Umgang mit Stress lassen sich vorab erarbeiten, sodass sie in der konkreten Stresssituation zur Verfügung stehen. Häufig lohnt es sich, auch neue Strategien auszuprobieren. Die Frage in der Situation ist dabei immer: „Hilft mir diese Strategie jetzt im Augenblick?" Im Nachgang muss man dann noch prüfen, ob die Strategie mittel- und langfristig positive oder negative Auswirkungen hatte, und dementsprechend die Strategie für künftige Situationen anpassen.

Übung:

Welche Strategien nutzen Sie bislang, um mit Stress umzugehen? Möglicherweise machen Sie vielleicht Sport, gehen Spazieren, nutzen Atemtechniken oder Yoga? Oder haben Sie ein gutes Zeitmanagement, um viele Anforderungen gleichzeitig zu bewältigen?

Sammeln Sie Beispiele aus unterschiedlichen Lebensbereichen für Ihren Umgang mit Stress:

____

____

____

____

____

____

____

____

Prüfen Sie im nächsten Schritt Ihre Strategien: Hilft Ihnen die Strategie, die Sie verwenden, auch wirklich? Hilft Ihnen diese Strategie auch mittel- und langfristig, oder hat sie negative Auswirkungen?

Strategie: ______________________________

Kurzfristige Auswirkung: ______________________________

Mittelfristige Auswirkung: ______________________________

Langfristige Auswirkung: ______________________________

Strategie: ______________________________

Kurzfristige Auswirkung: ______________________________

Mittelfristige Auswirkung: ______________________________

Langfristige Auswirkung: ______________________________

Strategie: ______________________________

Kurzfristige Auswirkung: ______________________________

Mittelfristige Auswirkung: ______________________________

Langfristige Auswirkung: ______________________________

Strategie: ______________________________

Kurzfristige Auswirkung: ______________________________

Mittelfristige Auswirkung: ______________________________

Langfristige Auswirkung: ______________________________

7.2 Strategien zum Umgang mit Belastungen durch Glücksspielprobleme

In Kapitel 5.2 haben wir bereits ein Modell erläutert, das die Belastung, Beanspruchung und Bewältigungsmöglichkeiten von Familienmitgliedern, Freundinnen und Freunden von Glücksspielerinnen und Glücksspielern aufzeigt. Im Folgenden werden drei verschiedene Kategorien von Bewältigungsstrategien vorgestellt, die von Familienmitgliedern und dem Freundeskreis Betroffener genutzt werden, um mit der Glücksspielproblematik umzugehen:

1. *Involvierte Bewältigungsstrategien* sind Strategien, die darauf ausgelegt sind, das Glücksspielverhalten der bzw. des Betroffenen zu verändern, aber ein hohes eigenes Engagement erfordern und z.B. in ein übermäßig kontrollierendes Verhalten münden können. Ein Beispiel hierfür ist, mit der bzw. dem Betroffenen über das Spielverhalten zu sprechen und Erwartungen offenzulegen.
2. Mit *tolerant-akzeptierenden Bewältigungsstrategien* ist eine eher tolerante und akzeptierende Haltung gegenüber dem Glücksspielverhalten der bzw. des Betroffenen gemeint, die aber von Passivität und Gefühlen der Hilflosigkeit begleitet sein kann. Dazu gehört z.B., der bzw. dem Betroffenen Geld zu leihen, auch wenn man sich sicher ist, dass das Geld für Glücksspiele genutzt wird.
3. *Zurückziehend-eigenverantwortliche Bewältigungsstrategien* sind Strategien, bei denen der Fokus auf der Rückbesinnung auf sich selbst liegt, die aber in einer extremen Ausprägung einen Beziehungsabbruch mit sich bringen können. Hierzu zählt z.B., sich selbst etwas Schönes zu gönnen oder sich eine Auszeit zu genehmigen, unabhängig von der aktuellen Glücksspielproblematik der bzw. des betroffenen Angehörigen.

Es gibt nicht die eine richtige Bewältigungsstrategie, sondern es gilt immer, die Vor- und Nachteile der gewählten Strategie abzuwägen und zu überlegen, ob diese Strategie zielführend ist.

Übung:

Nachfolgend finden Sie eine Liste von Bewältigungsstrategien, die von Familienmitgliedern, Freundinnen oder Freunden von Betroffenen häufig berichtet werden. Die Auflistung enthält keine Bewertung der Strategien, d.h. die aufgeführten Strategien können auch Nachteile mit sich bringen.

Wenn Sie die Liste durchlesen: Kommen Ihnen diese oder ähnliche Bewältigungsstrategien bekannt vor?

Involvierte Bewältigungsstrategien:

- ☐ Ich habe meiner bzw. meinem betroffenen Angehörigen gesagt, dass ich für sie bzw. ihn nicht mehr lüge.
- ☐ Ich habe meine Wertsachen, wie z. B. die EC-Karte oder Schmuck, versteckt.
- ☐ Ich habe mich geweigert, meiner bzw. meinem betroffenen Angehörigen Geld zu geben.
- ☐ Ich gehe mit meiner bzw. meinem betroffenen Angehörigen in die Spielhalle, die Spielbank, das Sportwettbüro o. Ä., damit ich kontrollieren kann, wie viel sie bzw. er verspielt.
- ☐ Wir haben die Regel aufgestellt, dass sie bzw. er unter der Woche abends das Haus nicht mehr verlässt (bei Online-Glücksspielerinnen und -spielern: den PC nicht mehr benutzt), ohne dass ich dabei bin.
- ☐ Wir haben gemeinsam den Umgang mit Einnahmen und Ausgaben geklärt.
- ☐ Wir haben uns zusammengesetzt und überlegt, was sie bzw. er wegen der Probleme mit dem Glücksspielverhalten unternehmen kann.

Tolerant-akzeptierende Bewältigungsstrategien:

- ☐ Ich erledige die Post meiner bzw. meines betroffenen Angehörigen, denn sie bzw. er hat schon genug Probleme.
- ☐ Ich spreche Drohungen aus, die ich nicht einhalten kann oder will.
- ☐ Ich fühle mich zu hoffnungslos, um etwas zu unternehmen und leide still.
- ☐ Ich leihe meiner bzw. meinem betroffenen Angehörigen Geld, aus Angst, dass sie bzw. er sonst kriminell wird.
- ☐ Ich spreche mit meiner bzw. meinem betroffenen Angehörigen nicht mehr über das Glücksspielverhalten.
- ☐ Ich spreche verpasste Verabredungen nicht an, sondern fresse die Wut in mich hinein.

Zurückziehend-eigenverantwortliche Bewältigungsstrategien:

- ☐ Ich lenke mich bewusst mit anderen Sachen ab, wenn ich an meine betroffene Angehörige bzw. meinen betroffenen Angehörigen denke.
- ☐ Wenn meine betroffene Angehörige bzw. mein betroffener Angehöriger gespielt hat, kümmere ich mich trotzdem weiter um meine eigenen Belange und ignoriere sie bzw. ihn.

- ☐ Ich nehme mit meiner bzw. meinem betroffenen Angehörigen wegen der Glücksspielproblematik nur noch selten Kontakt auf.
- ☐ Ich verfolge regelmäßig meine eigenen Interessen und Hobbies, z. B. treffe ich mich mit einer Freundin oder einem Freund.
- ☐ Inzwischen ist mir das Wohlergehen meiner anderen Familienmitglieder wichtiger als das meiner bzw. meines betroffenen Angehörigen.
- ☐ Ich stelle mein eigenes Wohlergehen an die erste Stelle und sorge dafür, dass es mir gut geht.

Bitte beachten Sie: Nicht jede Strategie passt zu jedem Menschen und zu jeder Situation. Einige der Strategien können für Sie kurz-, mittel- oder langfristig hilfreich sein, andere können für Sie in Ihrer jetzigen Situation nicht richtig oder sogar von Nachteil sein.

Es ist günstig, möglichst viele unterschiedliche Bewältigungsstrategien zur Verfügung zu haben, um je nach Situation eine passende Strategie auswählen zu können. Manche der angeführten Bewältigungsstrategien sind nur für manche Menschen in bestimmten Situationen hilfreich, mit anderen Strategien machen viele Menschen positive Erfahrungen. Grundsätzlich zeigt sich, dass Familienmitglieder, Freundinnen und Freunde mit mehr involvierten und zurückziehend-eigenverantwortlichen Strategien und weniger tolerant-akzeptierenden Strategien mittel- und langfristig eine weniger hohe Belastung aufweisen als Familienmitglieder, Freundinnen und Freunde, die (fast) ausschließlich tolerant-akzeptierende Strategien nutzen. Allerdings können auch involvierte Bewältigungsstrategien sehr belastend sein. So gehören z. B. kontrollierende Verhaltensweisen ebenfalls zu den involvierten Bewältigungsstrategien. Diese Verhaltensweisen führen häufig zu einem ungünstigen Kreislauf aus zunehmender Kontrolle, Misstrauen und weiteren Lügen. Auch zurückziehend-eigenverantwortliche Strategien sind nicht für jede bzw. jeden in jeder Situation die richtige Wahl, da sie mit einem Rückzug von der bzw. dem betroffenen Angehörigen einhergehen und dies in vielen Fällen nicht dem eigenen Wunsch entspricht. Grundsätzlich gilt die Faustregel: Die bzw. der Betroffene muss mehr an der Genesung arbeiten als die Familienmitglieder, Freundinnen oder Freunde!

Übung:

Welche Bewältigungsstrategien nutzen Sie momentan?

Wählen Sie nun eine Bewältigungsstrategie zur genaueren Betrachtung aus:

Welches Ergebnis erwarten Sie, wenn Sie diese Bewältigungsstrategie verwenden?

Welche positiven oder negativen Erfahrungen haben Sie mit dieser Bewältigungsstrategie bereits gemacht?

Positive Erfahrungen	Negative Erfahrungen

Haben sich Ihre Erwartungen hinsichtlich des Ergebnisses dieser Bewältigungsstrategie erfüllt?

Rückblick: Würden Sie in derselben Situation wieder genau so handeln? Wenn ja, weshalb? Wenn nein, was würden Sie anders machen? Warum?

____

____

____

____

____

____

7.3 Kommunikation

Gerade wenn man in zwischenmenschlichen Beziehungen vor Herausforderungen oder Problemen steht, bekommt man zeitweise das Gefühl, dass „jedes Wort auf die Goldwaage" gelegt wird. Das Gegenüber, mit dem man redet, versteht einfach nicht, was man wirklich sagen will, und auch man selbst kann nicht wirklich nachvollziehen, was die bzw. der andere genau meint und warum bestimmte Reaktionen entstehen. Gespräche werden zu einem Streit, ohne dass man genau sagen könnte, warum. Um die Ursachen zu verstehen, ist es wichtig, sich Grundlagen der zwischenmenschlichen Kommunikation zu verdeutlichen. Vieles davon wird Ihnen vielleicht bekannt vorkommen. Dennoch ist es wichtig, sich kommunikative Grundlagen gezielt bewusst zu machen, um zu versuchen, Missverständnisse in Zukunft zu vermeiden, bzw. um an einer gelingenden Kommunikation zu arbeiten.

Was ist Kommunikation?

Der Begriff Kommunikation leitet sich aus dem Lateinischen ab (communicare = mitteilen) und beschreibt die Kontaktaufnahme zwischen Menschen. Ziel von Kommunikation ist es, sich zu verständigen. Sie spielt also eine entscheidende Rolle in der zwischenmenschlichen

Beziehungsgestaltung. In der Regel handelt es sich bei Kommunikation um einen Austausch von Informationen: Einer, der *Sender*, gibt Informationen, ein anderer, der *Empfänger*, nimmt sie auf. Dabei muss die Information, die weitergegeben wird, nicht unbedingt explizit formuliert sein: Selbst wenn man bewusst nicht aktiv kommuniziert, also z. B. versucht, ganz gezielt keinen kommunikativen Kontakt aufzunehmen, wird trotzdem über nonverbale Kommunikation, wie z. B. Mimik und Gestik, Information empfangen und interpretiert. Es wird eine Botschaft übermittelt, z. B. „Lass mich in Ruhe!“. Paul Watzlawick, ein berühmter Kommunikationswissenschaftler, hat deswegen einen Satz formuliert, den Sie vielleicht bereits kennen: „Man kann nicht nicht kommunizieren!“ (Watzlawick et al., 1969).

Folglich findet der Austausch von Informationen tagtäglich, scheinbar selbstverständlich statt, ob wir wollen oder nicht. Erst wenn es zu Problemen oder Missverständnissen kommt, beginnt man, sich mit Kommunikation zu beschäftigen. Auf einmal stellt sich die Frage, wie Kommunikation funktioniert bzw. wann und warum sie nicht funktioniert. Es gibt verschiedene Modelle, die Kommunikation beschreiben und aus denen Handlungsempfehlungen für eine besser gelingende Kommunikation abgeleitet werden können.

Sender und Empfänger

Wie bereits beschrieben, ist die Grundlage von Kommunikation die Vermittlung von Informationen. Um zu kommunizieren, verschlüsselt ein Sender eine Nachricht analog eines Codes – etwa der Sprache – in bestimmte Signale, die vom Empfänger wieder entschlüsselt werden müssen, um die Bedeutung der Nachricht zu erfassen. Der Empfänger stellt also die Nachricht wieder her, um ihren Sinn zu verstehen. Im Idealfall stimmt die Bedeutung dieser Nachricht mit der Bedeutung der gesendeten Nachricht überein. Oftmals ist es aber eher wie in dem Kinderspiel „Stille Post“: Die empfangene Nachricht entspricht nicht mehr oder nur noch teilweise der gesendeten. Ein solches teilweises Nichtverstehen führt zu Missverständnissen. Man könnte auch sagen, Sender und Empfänger sprechen „nicht die gleiche Sprache“.

Das Eisbergmodell

Eines der anschaulichsten Modelle, das die Schwierigkeit des Verstehens und Verstandenwerdens darstellt, ist das *Eisbergmodell* (siehe Abbildung 5): Es verdeutlicht, dass innerhalb zwischenmenschlicher Kommunikation der größte Teil der Information, die übermittelt werden soll, nicht ausgesprochen wird. Es handelt sich dabei um Aspekte, die die Beziehung betreffen *(Beziehungsebene)*. Für eine funktionierende Verständigung ist aber gerade das, was „unter Wasser" liegt, maßgeblich: Gefühle, Absichten, Erfahrungen, Befürchtungen, Beziehungen, Normen und Werte. Häufig legen wir den Fokus jedoch nur auf den (kleinen) Teil der Kommunikation, der „über Wasser" sichtbar ist und ausdrücklich ausgesprochen wird, wie z. B. Fakten und Zahlen *(Inhaltsebene)*. Daher redet man leicht aneinander vorbei oder versteht nur Teile dessen, was die bzw. der andere mitteilen möchte.

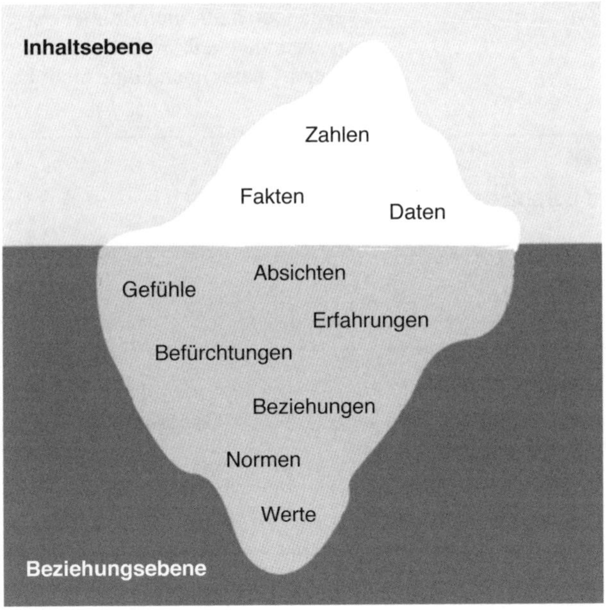

Abbildung 5: Eisbergmodell (Gestaltung der Abbildung: Sonja Geyer)

Zudem sind die Inhaltsebene („über Wasser") und die Beziehungsebene („unter Wasser") voneinander abhängig: Ist z. B. die Beziehungsebene gestört, beeinflusst das unweigerlich auch die Inhaltsebene. Oftmals eskaliert ein Gespräch, weil die Beziehungsebene sehr stark an Gewicht gewinnt und der Sachinhalt immer mehr in den Hintergrund rückt. Dies ist gerade in Problemsituationen und Streitgesprächen der Fall, wenn wir sehr starke Emotionen empfinden. Dann ist es hilfreich, sich diese Dynamik bewusst vor Augen zu führen. So kann der eigentliche Gegenstand des Gesprächs, der Sachinhalt, wieder ins Blickfeld zurückgeholt werden.

Auch Konrad Lorenz (1903–1989), ein österreichischer Verhaltensforscher, hat die Schwierigkeiten einer gelungenen Kommunikation erkannt. Von ihm stammt folgendes Zitat:

Gedacht heißt nicht immer gesagt,
gesagt heißt nicht immer richtig gehört,
gehört heißt nicht immer richtig verstanden,
verstanden heißt nicht immer einverstanden,
einverstanden heißt nicht immer angewendet,
angewendet heißt noch lange nicht beibehalten.

Übung:

Was hat Lorenz damit im Einzelnen gemeint?

____

____

____

Fällt Ihnen zu diesem Zitat eine konkrete Gesprächssituation ein, die Sie in letzter Zeit erlebt haben?

____

____

____

Das Kommunikationsquadrat

Friedemann Schulz von Thun (1981) erklärt die Schwierigkeiten der Kommunikation sehr plastisch anhand seines *Kommunikationsquadrats* (siehe Abbildung 6). Demnach hat jede Nachricht vier unterschiedliche Seiten: Sachinhalt, Selbstoffenbarung, Beziehung und Appell. Bei der *Sachebene* geht es um den Sachinhalt einer Nachricht: „Worüber ich dich informiere". Hier ist die reine Information enthalten, z. B. Daten und Fakten. Es geht um den Wahrheitsgehalt der Information als zutreffend bzw. nicht zutreffend und die Relevanz der Information („Ist der Sachverhalt für das Thema von Belang?"). Die *Selbstoffenbarungsebene* beinhaltet – oftmals unbewusst –, was in einer Person vorgeht: „Was ich von mir kundgebe". Die Selbstoffenbarung geschieht explizit, d. h. direkt in der Botschaft, oder implizit, also unausgesprochen. Die *Beziehungsebene* beschreibt z. B. durch Formulierung, Tonfall und Begleitmimik die Beziehung zueinander: „Was ich von dir halte und wie wir zueinander stehen". Bei der *Appellebene* wiederum geht es darum, was man erreichen möchte: „Wozu ich dich veranlassen möchte". Es geht um die offenen oder verdeckten Aufforderungen einer Botschaft. Dies können Wünsche, Handlungsanweisungen, Ratschläge etc. sein.

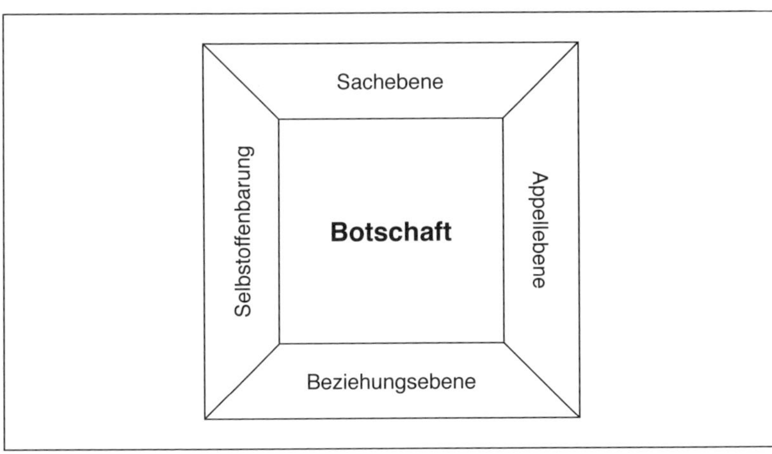

Abbildung 6: Kommunikationsquadrat nach Schulz von Thun (1981)

Das Tückische ist, dass es diese vier Seiten einer Nachricht sowohl auf Seiten des Senders als auch auf Seiten des Empfängers gibt. Der Sender sendet demzufolge mit „vier Mündern“, der Empfänger hört mit „vier Ohren“. Deshalb ist es nicht immer leicht, sich eindeutig auszudrücken bzw. die eigentliche Botschaft zu verstehen. Das Wissen um diese Schwierigkeiten erleichtert Verstehen und Verstandenwerden jedoch erheblich und macht es einfacher, eine „gemeinsame Sprache“ zu finden. Anhand des folgenden Alltagsbeispiels möchten wir Ihnen das Kommunikationsquadrat veranschaulichen.

Beispiel: Die vier Seiten einer Nachricht
Ein Glücksspieler kommt abends nach der Arbeit nicht nach Hause. Als er spät nachts die Haustüre aufschließt, wartet seine Ehefrau auf ihn und begrüßt ihn mit den Worten: „Du bist spät dran.“ Sie meint damit auf den verschiedenen Ebenen:
Sachebene: Du bist nach der Arbeit später als sonst nach Hause gekommen.
Selbstoffenbarung: Ich habe mir Sorgen gemacht, dass du spielen warst.
Beziehung: Ist es dir unsere Beziehung nicht wert, dass du mir Bescheid gibst, wenn es später wird?
Appell: Bitte informiere mich, sollte es einmal später werden!

Der Glücksspieler versteht seine Ehefrau auf den verschiedenen Ebenen folgendermaßen:
Sachebene: Ich bin nach der Arbeit später als sonst nach Hause gekommen.
Selbstoffenbarung: Sie möchte wissen, wo ich bin und was ich tue.
Beziehung: Sie vertraut mir nicht.
Appell: Ich soll ihr Bescheid geben, wo ich bin und was ich tue, damit sie mich kontrollieren kann!

Verlauf und Qualität eines Gesprächs hängen also davon ab, welche der vier Seiten der Sender nutzt und welche der vier Seiten beim Empfänger angesprochen wird. Dabei wird immer auf allen vier Ebenen kommuniziert, allerdings steht meist eine der Ebenen im Vordergrund. Welche Ebene jeweils in den Vordergrund tritt, hängt auch von der gemeinsamen Vorgeschichte ab. Durch Kommunikation können daher viele Missverständnisse entstehen. Kommt es zu einem Konflikt, muss geprüft werden, ob tatsächlich der Inhalt auf der Sachebene dafür verantwortlich ist oder ob auf einer anderen Ebene eine versteckte Botschaft oder Forderung enthalten war. Damit einher geht die Frage, ob diese Botschaft von Sender und Empfänger gleich oder unterschiedlich gemeint und wahrgenommen wurde. Wenn ein Gespräch also in einem Konflikt mündet und Ihnen nicht klar ist, warum, sollten Sie zunächst hinterfragen, ob Ihr Gegenüber das verstanden hat, was Sie sachlich vermitteln wollten, oder ob eventuell die Beziehungs- oder Appellebene so in den Vordergrund gerückt ist, dass der Sachinhalt, den Sie kommunizieren wollten, gar nicht mehr wirklich wahrgenommen wurde.

Fazit:

Nach dem Kommunikationsquadrat hat jede Botschaft vier Seiten: Sachebene, Selbstoffenbarung, Beziehungsebene und Appell. Wenn in der Kommunikation bei Sender und Empfänger unterschiedliche Ebenen in den Vordergrund treten, entstehen leicht Missverständnisse.

Es ist oftmals sehr schwierig, eine Nachricht auf alle vier Seiten hin zu beleuchten. Trotzdem ist es wichtig im Kopf zu haben, dass jede Nachricht diese verschiedenen Seiten besitzt und die Beteiligten an einem Gespräch unter Umständen unterschiedliche Seiten im Vordergrund sehen. Auch wenn Sie nicht sofort und nicht bei jeder Nachricht alle vier Seiten aufschlüsseln können, kann es trotzdem hilfreich sein, sich zu überlegen, wie diese vier Seiten z. B. bei einer Nachricht aus Ihrem eigenen Alltag aussehen könnten.

Übung:

Denken Sie an eine typische Aussage in einer Situation, die Sie mit Ihrer bzw. Ihrem betroffenen Angehörigen erlebt haben:

____

____

____

Welche der vier Ebenen einer Nachricht trat bei Ihnen und Ihrer bzw. Ihrem betroffenen Angehörigen jeweils in den Vordergrund?

____

____

____

Wie hat Ihr Gegenüber gesendet? Wie hat Ihr Gegenüber empfangen?

____

____

____

Wie haben Sie gesendet? Was haben Sie verstanden?

____

____

____

Sind daraus Missverständnisse entstanden?

____

____

____

Achten Sie im Anschluss auch in den kommenden Tagen in Alltagssituationen auf die Grundlagen der Kommunikation: Möchten Sie etwas an Ihrer Kommunikation verändern?

____

____

____

Wenn ja, wie könnten Sie anders kommunizieren?

____

____

____

Nehmen Sie sich konkrete Veränderungen in Ihrer Kommunikation vor und probieren Sie diese in Ihrer alltäglichen Kommunikation aus. Es ist in Alltagssituationen nicht immer möglich, die Kommunikation anhand des Kommunikationsquadrats zu analysieren und nach den hier vorgestellten Fragen aufzuschlüsseln. Das ist aber auch nicht nötig. Wichtig ist, dass Sie sich der Ebenen und möglichen Missverständnisse bewusst sind. Zudem erleichtert Ihnen diese Übung, Ihre Vorsätze auch in Konfliktsituationen anzuwenden.

Im Gespräch: Straßensperren und Türöffner

Durch sogenannte *kommunikative Straßensperren* kann die Verständigung untereinander ungewollt stark behindert oder erschwert werden. Es gibt verschiedene *Verhaltensmuster,* die in der Regel nicht förderlich für ein gelungenes Gespräch sind. Das sind beispielsweise:

- befehlen, kommandieren, anordnen,
- warnen, drohen,
- moralisieren, predigen, mit „müsstest“ und „solltest“ argumentieren,
- Ratschläge, Lösungen oder Vorschläge anbieten,
- belehren, Vorträge halten,
- verurteilen, kritisieren, widersprechen, beschuldigen,
- beschimpfen, Klischees verwenden,
- interpretieren, analysieren, diagnostizieren,
- verhören, ins Kreuzverhör nehmen,
- zurückziehen, ablenken, sarkastisch sein,
- sehr lange schweigen/nicht antworten.

Auch sogenannte *Killerphrasen* können Gespräche unnötig belasten und abbrechen. Als Killerphrase oder Totschlagargument werden inhaltlich nahezu leere Argumente bezeichnet, die oftmals nur auf bloßen Behauptungen oder Vorurteilen basieren. Das Fatale an Killerphrasen ist, dass es in der Regel keine logische Antwort darauf gibt. Dem Gegenüber bleibt oft nicht viel übrig als zu verstummen. Beispiele für Killerphrasen sind: „Man wird doch wohl mal seine Meinung sagen dürfen!“, „Es ist doch klar, dass …!“ oder „Jeder weiß, dass …!“. Im Anschluss an eine Killerphrase findet meist kaum bis kein kommunikativer Austausch mehr statt. Diese Art von Aussagen sollten daher gerade in Konfliktsituationen unbedingt vermieden werden.

Auf der anderen Seite gibt es *kommunikative Türöffner*, die ein Gespräch anregen bzw. es wieder in Gang bringen können. Es handelt sich dabei sozusagen um „Einladungen zu reden“. Beispiele für kommunikative Türöffner sind: „Du wirkst bedrückt. Was ist los?“, „Schieß los, ich hör dir zu!“ oder „Klingt so, als ob du noch mehr erzählen willst …“. Solche Sätze ermutigen das Gegenüber, weiterzureden und etwas von sich Preis zu geben. Gleichzeitig signalisieren sie Interesse. Deshalb sollten sie gerade in angespannten Situationen verwendet werden, um wieder miteinander ins Gespräch zu kommen.

Ich-Botschaften und aktives Zuhören

Ich-Botschaften legen die eigenen Gefühle und die Auswirkungen des Gesagten auf einen selbst konkret dar. Sie wirken extrem kommunikationsfördernd. Gerade in Konflikt- oder Konfrontationssituationen, die häufig sehr emotional sind, helfen Ich-Botschaften dabei, eigene Emotionen sachlich darzulegen: „Ich bin enttäuscht, weil …“ ist in Konfliktsituationen oftmals hilfreicher als „Du hast mich enttäuscht, indem …“. Durch diese kleine Änderung in der Formulierung bleibt die oder der andere für das Gespräch offen und fühlt sich weniger stark angegriffen. Dadurch kann häufig eine Ausweitung des Konflikts vermieden werden und man bleibt im Gespräch.

Für eine gelungene Kommunikation ist es weiterhin grundlegend, dem anderen zuzuhören. *Aktives Zuhören* bedeutet, dem Gegenüber zusätzlich eine Rückmeldung zu geben, mit der geprüft wird, ob die Nachricht richtig verstanden wurde. Der Sender sagt z. B.: „Ist ein Brief von unserem Vermieter gekommen?“. Der Empfänger antwortet statt einem bloßen „Ja“ oder „Nein“: „Wartest du auf Post oder ist etwas passiert?“. Damit prüft er, ob er richtig entschlüsselt hat, dass der Sender sich bezüglich der Post vom Vermieter Sorgen macht. Stimmt das, kommen beide gleich ins Gespräch und können darüber reden.

Übung:

Überlegen Sie: Haben Sie eine persönliche Lieblings-Killerphrase, die Sie immer wieder verwenden? Nutzen Sie kommunikative Straßensperren oder kommunikative Türöffner?

Meine Lieblings-Killerphrase:

____

____

Kommunikative Straßensperren, die ich nutze:

____

____

Kommunikative Türöffner, die ich nutze:

____

____

Versuchen Sie z. B. bei Telefonaten oder Gesprächen in den nächsten Tagen gezielt Ich-Botschaften zu senden und aktives Zuhören anzuwenden. Was fällt Ihnen auf?

____

____

____

____

7.4 Soziale Unterstützung

Neben der Möglichkeit, erfolgreich mit Stress umzugehen und die zwischenmenschliche Kommunikation gezielt zu gestalten, bietet auch der Bereich *soziale Unterstützung* gute Gelegenheit, konkret selbst Einfluss zu nehmen. Soziale Unterstützung bedeutet in gewisser Weise nichts anderes, als Hilfe von anderen anzunehmen, geht aber in vielen Aspekten auch weit darüber hinaus. Mittels sozialer Unterstützung werden durch die Beziehung zu anderen Personen unsere zentralen Bedürfnisse nach z. B. Zuneigung, Anerkennung oder Sicherheit, aber auch instrumentelle Bedürfnisse wie Informationsbedarf oder materieller Hilfebedarf befriedigt. Außerdem stellt soziale Unterstützung – wie bereits erläutert – einen wichtigen Puffer gegen Stress dar und kann sowohl bei problemorientierten als auch bei emotionsorientierten Strategien zum Umgang mit Stress einen wesentlichen Beitrag zur Stressreduktion leisten. Soziale Unterstützung kann dabei von den verschiedensten Personen geleistet werden: Lebenspartnerinnen und -partnern, Freundinnen und Freunden, Familienmitgliedern, aber auch Vereins- und Organisationsmitgliedern oder Arbeitskolleginnen und -kollegen.

In vielen Lebensbereichen nehmen wir tagtäglich soziale Unterstützung in Anspruch, ohne dass uns das im Einzelnen immer bewusst ist: Dies fängt bei der Kinderbetreuung an und geht über den Freundeskreis, der beim Umzug hilft, bis zu Nachbarn, die die Blumen gießen, wenn man selbst nicht da ist. Gerade wenn wir Probleme haben, kann soziale Unterstützung dabei helfen, wieder besser zurechtzukommen. Schwierige Situationen können durch soziale Unterstützung leichter aufgefangen werden. Tatsächlich zeigt die Forschung sogar, dass soziale Unterstützung durch die Ausschüttung des sogenannten Bindungshormons Oxytocin eine schmerzhemmende, angst- und stressreduzierende Wirkung hat. Soziale Unterstützung kann also sowohl bei alltäglichen Problemen als auch in kritischen Lebenssituationen extrem hilfreich sein.

Das soziale Netz

Bei der sozialen Unterstützung wird zwischen einer informellen sozialen Unterstützung, d. h. durch Familienmitglieder, Freundinnen und Freunde, Kolleginnen und Kollegen etc., und einer formellen sozialen Unterstützung, d. h. durch professionelle Helferinnen und Helfer wie Mitarbeiterinnen und Mitarbeiter in Beratungsstellen o. Ä., unterschieden. Zum eigenen sozialen Netz gehören alle Personen, mit denen man selbst in Beziehung steht. Diese bilden Ihr persönliches Netz und können Sie bei Problemen oder in kritischen Situationen auffangen. Bildlich gesprochen sind sie das Sicherheitsnetz bei Ihrem persönlichen Seiltanz.

Übung:

Notieren Sie sich nun, wer zu Ihrem persönlichen sozialen Netz gehört. Überlegen Sie dabei:

- Welche Beziehung erleben Sie als besonders wohltuend, positiv oder unterstützend? Markieren Sie diese Namen z. B. durch ein oder mehrere Pluszeichen vor dem Namen.
- Welche Kontakte möchten Sie gerne verstärken? Markieren Sie diese Namen z. B. durch ein oder mehrere Ausrufezeichen hinter dem Namen.

Wer gehört zu meiner Familie bzw. meiner Verwandtschaft?

Wer gehört zu meinen Freundinnen, Freunden und Bekannten?

Wer gehört zu meinen Arbeitskolleginnen und -kollegen?

Wer gehört zu meinen Nachbarinnen bzw. Nachbarn und weiteren Unterstützern?

Überlegen Sie nun, wem Sie von der Glücksspielsucht Ihrer bzw. Ihres betroffenen Angehörigen erzählen möchten. Es kann schon extrem entlastend und hilfreich sein, wenn Sie mit jemandem einfach nur über die Situation und die Belastung sprechen. Andererseits kann es durchaus auch Gründe geben, bestimmten (Bezugs-)Personen nicht von der Erkrankung zu erzählen. Die bewusste Entscheidung, wem man davon berichten will bzw. wem man nicht davon berichten will, sollte jede bzw. jeder für sich selbst treffen.

Überlegen Sie sich, ob es jemanden gibt, dem Sie gerne von der Glücksspielsucht Ihrer bzw. Ihres betroffenen Angehörigen erzählen würden:

____

____

____

____

Was sind Gründe, die dafür sprechen?

____

____

____

____

Was sind Gründe, die dagegen sprechen?

____

____

____

____

Aspekte sozialer Unterstützung

Grundsätzlich unterscheidet man drei verschiedene Aspekte sozialer Unterstützung: konkrete Interaktion, Vermittlung von Kognitionen (Gedanken) und Vermittlung von Emotionen (Gefühlen).

Konkrete Interaktionen werden oft auch als objektive Unterstützung bezeichnet und beziehen sich vor allem auf bestimmte Verhaltensweisen. Hierunter fallen z. B. Arbeitshilfen (z. B. bei einem Umzug oder der Betreuung von Kindern), Pflegetätigkeiten oder materielle Unterstützung (z. B. durch Geld oder Nahrungsmittel), aber auch die Weitergabe von Informationen oder Beratung hinsichtlich sehr persönlicher Fragestellungen. Nicht zuletzt gehören hierzu auch gemeinsame gesellige Unternehmungen oder einfach regelmäßige Treffen wie z. B. Stammtische.

Die *Vermittlung von Gedanken* hingegen wirkt zunächst etwas komplexer. Hierunter fällt z. B. Anerkennung. Wir erfahren also Akzeptanz und Achtung und gehören durch die soziale Unterstützung einer bestimmten sozialen Gruppe an. Außerdem können wir uns so orientieren, welche Verhaltensweisen oder sozialen Normen akzeptiert sind, und können bestimmte Verhaltensmuster ausprobieren und einüben. Durch die Beteiligung am sozialen Netz entwickelt sich ein Zugehörigkeitsbewusstsein und wir können auf eine gewisse Bereitschaft zur Unterstützung durch unser soziales Umfeld zählen.

Der dritte Aspekt sozialer Unterstützung betrifft die *Vermittlung von Gefühlen*. Wenn wir soziale Unterstützung erfahren, vermittelt uns dies Geborgenheit, also Gefühle der Stabilität und des Aufgehobenseins. Außerdem erleben wir dadurch Liebe, Zuneigung und Ermutigung bzw. Schutz vor Ängsten und Hilflosigkeit. Dies wird als sogenannte motivationale Unterstützung bezeichnet.

Ebenen sozialer Unterstützung

Wenn man näher betrachtet, wie soziale Unterstützung wirkt, muss man verschiedene Ebenen unterscheiden. Zum einen gibt es direkte positive Effekte, z. B. dass man Informationen, Ratschläge oder Hilfestellungen erhält. Zum anderen wirkt soziale Unterstützung auch indirekt als Puffer gegen Stress: Negative Aspekte von Stress können dank der sozialen Unterstützung besser bewältigt werden. Auch die oben bereits beschriebene Überzeugung, dass man durch andere Personen bei Problemen unterstützt wird, ist ein wesentlicher Faktor, den man nicht vernachlässigen sollte. Ganz grundsätzlich müssen für eine funktionierende soziale Unterstützung die dazu notwendigen Netzwerke durch verschiedene Maßnahmen aufgebaut und gepflegt werden. Oftmals geschieht dies mehr oder weniger automatisch, z. B. wenn man über seine Kinder im Kindergarten andere berufstätige Eltern kennenlernt, die sich an Schließtagen der Einrichtung bei der Betreuung abwechseln. Doch manchmal sollte man sich gezielt Gedanken über sein soziales Netzwerk machen und ganz konkret darauf Einfluss nehmen.

Wenn Sie Ihre soziale Unterstützung gezielt gestalten und Einfluss darauf nehmen möchten, sind diese drei Schritte hilfreich (Folkman et al., 1991):

1. Um Unterstützung durch das eigene soziale Netz zu erhalten, muss man zunächst die Unterstützungspartnerin bzw. den Unterstützungspartner und die Form der Unterstützung wählen.
2. Dann muss man die gewählte Person durch die Offenlegung der Problemlage dazu bringen, aktiv zu werden.
3. Schließlich muss das soziale Netz durch Pflege langfristig aufrechterhalten werden.

Übung:

Überlegen Sie zunächst, welche Unterstützung notwendig ist bzw. welche Art von Unterstützung Sie anstreben. Prüfen Sie, wer die richtige Ansprechpartnerin bzw. der richtige Ansprechpartner für die konkrete Situation ist:

____

____

____

____

Als Nächstes müssen Sie dieser Person die Problemlage offenlegen und sie um konkrete Hilfe bitten. Überlegen Sie, wie Sie hierbei konkret vorgehen könnten bzw. wann und wie Sie die gewählte Person ansprechen möchten:

____

____

____

____

Anschließend gilt es, die soziale Beziehung zu Ihrer Ansprechpartnerin bzw. Ihrem Ansprechpartner zu pflegen und aufrechtzuerhalten. Wie könnten Sie das konkret machen?

____

____

____

____

Für viele Menschen ist es aus verschiedenen Gründen besonders schwierig, die Problemlage offenzulegen. Dies ist aber ein zentraler Punkt, wenn soziale Unterstützung eingeholt werden soll. Bitte denken Sie daran: Wenn potenzielle Unterstützerinnen und Unterstützer nicht über Ihre Probleme informiert sind, können sie Sie auch nicht unterstützen!

Wie Sie Ihr soziales Netzwerk langfristig pflegen, kann sehr unterschiedlich aussehen. Sie können sich z. B. für Ihre Ansprechpartnerinnen und Ansprechpartner interessieren und ihnen zuhören, indem Sie aktiv Gespräche beginnen. Außerdem können Sie Ihre Ansprechpartnerinnen und Ansprechpartner natürlich auch bei deren eigenen Problemen unterstützen. Langfristig gesehen ist Gegenseitigkeit bei sozialer Unterstützung essenziell. Genauso wichtig ist es, sich Zeit füreinander zu nehmen und z. B. auch einmal ein Kompliment, Anerkennung oder einen Dank auszusprechen (nach Kaluza, 2007; Wagner-Link, 2010). Dabei ist nicht entscheidend, wie groß das Netzwerk ist, sondern dass es langfristig funktioniert und verlässlich ist: Je dauerhafter die Beziehungen im Netzwerk sind, umso verlässlicher funktioniert (gegenseitige) soziale Unterstützung.

Negative Auswirkungen sozialer Unterstützung

Das soziale Netz kann einen wichtigen Beitrag zum eigenen Wohlbefinden leisten. Trotzdem gibt es in Beziehungen auch immer wieder Konflikte, die uns belasten. Neben solchen sozialen Stressoren kann sich unter bestimmten Umständen auch soziale Unterstützung durch unser soziales Netz negativ auswirken. Die Frage ist: Wann ergibt sich aus gut gemeinter Unterstützung eine Belastung?

Zum einen kann durch die Unterstützung eine Belastung aus Scham und Schuldgefühlen sowie aus der Entwicklung einer gewissen Abhängigkeit entstehen: Man schämt sich, die Situation nicht alleine in den Griff zu bekommen und es ist einem unangenehm, Hilfe in Anspruch zu nehmen. Auch durch unpassende Unterstützung kann eine Belastung entstehen: Dies ist z. B. der Fall, wenn diejenigen, die helfen wollen, mit der Situation überfordert sind und sich dadurch falsch verhalten. Ebenso kann eine von Ihnen erwartete, aber vom Gegenüber unterlassene Unterstützung extrem belasten. Auch ist es möglich, dass sich Ihr Gegenüber übertrieben engagiert und Sie dadurch das Gefühl haben, die- oder derjenige mischt sich in persönliche Angelegenheiten ein und wertet damit Ihre eigenen Kompetenzen ab.

Wie bereits erwähnt, ist Gegenseitigkeit bei sozialer Unterstützung langfristig gesehen sehr wichtig, denn Unterstützung braucht immer die Möglichkeit für einen Ausgleich. Wenn Person A immer nur Person B unterstützt, Person A jedoch nie von Person B „zurück“ unterstützt wird, ist dies auf Dauer für beide Seiten sehr belastend. Auch für die Unterstützenden kann es negative Auswirkungen geben: So kann es z. B. sein, dass in außergewöhnlichen Situationen durch das Wissen um die Schwere des Problems Sorge, Angst und Hilflosigkeit entstehen. Auch Fehleinschätzungen von Belastungen oder Bewältigungsverhalten können für Unterstützende negative emotionale Folgen haben. Deshalb ist es für ein gutes Miteinander und eine erfolgreiche soziale Unterstützung wichtig, neben der Pflege des Netzwerks auch die eigenen Grenzen zu kennen und anderen zu vermitteln.

Grenzen erkennen und vermitteln

Grundsätzlich gibt es für jeden Menschen eigene Grenzen, die festlegen, was wir in Beziehungen zu anderen Menschen akzeptieren und was nicht. Beispielsweise setzen Eltern ihren Kindern immer wieder Grenzen, etwa wenn sie die Menge der Süßigkeiten begrenzen, die ge-

gessen werden darf, oder eine bestimmte Zeit vorgeben, zu der die Kinder ins Bett gehen müssen. Dadurch lernen Kinder, sich an gewisse Regeln zu halten. Doch auch unter gleichberechtigten Erwachsenen gibt es bestimmte Grenzen, die eingehalten werden müssen. Dabei hat jeder Mensch seine individuellen, ganz persönlichen Grenzen. Dadurch, dass die eigene Grenze woanders liegt als die des Gegenübers, kommt es immer wieder zu ungewollten Grenzüberschreitungen. Ein Beispiel dafür ist, wenn Kinder von den Großeltern jeden Tag unter der Woche zum Essen eingeladen werden. Dies kann von den Eltern als „zu viel" und einschränkend erlebt werden, auch wenn es von den Großeltern ausschließlich gut und unterstützend gemeint ist. Solche Grenzüberschreitungen gehören zu unserem Alltag und sind in vielen Fällen unproblematisch. Bei zu häufigen oder kritischen Grenzüberschreitungen ist dies jedoch anders: Dann müssen die eigenen Grenzen klar formuliert und eingefordert werden, denn in allen zwischenmenschlichen Beziehungen ist es wichtig, sich der eigenen Grenzen bewusst zu sein und diese Grenzen auch zu „verteidigen". Dies ist nicht immer einfach und wird noch erschwert, wenn die andere Person glücksspielsüchtig ist. Viele Spielerinnen und Spieler überschreiten immer wieder die Grenzen ihrer Mitmenschen, indem sie sich z. B. nicht an Vereinbarungen halten oder anderen die Schuld für die Problematik geben. Auch Lügen über das Ausmaß des Glücksspielens und der finanziellen Verluste stellen Grenzüberschreitungen dar.

Es ist nicht leicht, Grenzen immer so klar zu setzen, wie es eigentlich sinnvoll wäre. Oftmals gehen wir selbstverständlich davon aus, dass andere unsere Grenzen kennen und respektieren, ohne dass wir es einfordern müssen. Werden Grenzen nicht eingehalten, ist es wichtig, sich zu fragen: Kennt mein Gegenüber meine Grenzen überhaupt? Manche Menschen fühlen sich auch unsicher, schuldig oder selbstsüchtig, wenn sie anderen gegenüber Grenzen einfordern, da sie dann das Gefühl bekommen, selbst eine Grenze zu überschreiten. Doch wenn mein Gegenüber meine Grenzen nicht kennt und ich sie nicht erläutere, kann sie bzw. er sich auch nicht danach richten! In manchen Situationen kann es auch einfach die Angst vor den Konsequenzen sein, die einen davon abhält, die eigenen Grenzen aufzuzeigen. Im oben angeführten Beispiel kann es sein, dass man die Großeltern nicht vor den Kopf stoßen möchte und befürchtet, dass sie einem in der Folge in anderen Situationen, in denen man dringend Hilfe benötigt, nicht mehr zur Seite stehen.

Verdeutlichen Sie sich, dass klare Grenzen im täglichen Miteinander sehr hilfreich sind: Nur so kennen beide Seiten die Regeln für einen gut funktionierenden Umgang miteinander. Wenn Ihr Gegenüber Ihre persönlichen Grenzen nicht kennt, kann sie bzw. er sich auch nicht danach richten!

Tipps, um die eigenen Grenzen zu vermitteln:

Soziale Beziehungen und soziale Unterstützung können auch Stress verursachen. Dann ist es wichtig, sich abzugrenzen und positive Interaktionen mit dem Gegenüber zu finden. Es gibt verschiedene hilfreiche Tipps, um Mitmenschen die eigenen Grenzen zu vermitteln:

- Wählen Sie gezielt einen Zeitpunkt aus, an dem Sie keinen Zeitdruck haben und ruhig und gelassen sind.
- Wählen Sie einen angenehmen Ort aus, an dem Sie ohne Unterbrechungen sprechen können.
- Gehen Sie von Ihrem eigenen Standpunkt aus (Ich-Botschaften, siehe Kapitel 7.3 Kommunikation), z. B. „Ich denke/fühle …".
- Stellen Sie Ihre Grenzen klar dar und wählen Sie spezifische Beispiele, etwa zu Ihren (Schwieger-)Eltern: „Mir ist es zu viel, wenn die Kinder jeden Tag bei euch essen. Ich weiß, ihr meint es gut und ihr wollt mich unterstützen, aber bitte versteht, dass ich auch gerne Zeit mit ihnen verbringen möchte. Wie wäre es, wenn sie an zwei Tagen, z. B. dienstags und donnerstags, zum Mittagessen kommen?".
- Überlegen Sie sich, welche Konsequenzen entstehen, wenn Ihr Gegenüber nicht dazu bereit ist, Ihre Grenzen anzuerkennen, und vermitteln Sie diese. Kündigen Sie nur solche Konsequenzen an, die Sie auch einhalten wollen und können.

7.5 Umgang mit Spielphasen und Rückfällen

Bereits in Kapitel 4 haben Sie die Phasen der Glücksspielsucht kennengelernt, die in die Erkrankung hineinführen. Natürlich gibt es auch einen Weg heraus, bei dem sich ebenfalls verschiedene Phasen unterscheiden lassen: Oft befinden sich Glücksspielerinnen und Glücksspieler sowie ihre Familienmitglieder bzw. der Freundeskreis zunächst in einer *Phase der Hoffnungslosigkeit*. Daraus entsteht bei den Betroffenen der Wunsch nach Hilfe, ihr Problembewusstsein nimmt zu und ihr Interesse an ihrer Umgebung wächst wieder. Bei den Familienmitgliedern und dem Freundeskreis wird in der *Erkennungsphase* die Glückspielsucht als Krankheit erkannt und sie suchen nach Hilfe. Gleichzeitig nehmen die eigenen Schuldgefühle ab, das Misstrauen gegenüber der Spielerin bzw. dem Spieler bleibt. In der darauffolgenden *Selbstfindungsphase* erlernen Familienmitglieder, Freundinnen und Freunde eine bessere Selbsteinschätzung und Kommunikation und können auch ihre eigenen Bedürfnisse besser wahrnehmen. Bei den Betroffenen folgt die *Phase der Abstinenz*. Die gedankliche Beschäftigung mit dem Glücksspielen geht zurück und Hilfen zur Beseitigung der Erkrankung werden aufgesucht. In der *Wiederaufbauphase* werden von beiden Seiten neue Ziele angestrebt und realistische Pläne geschmiedet. Das Selbstvertrauen kehrt zurück und die Selbstachtung steigt wieder. In dieser Phase werden oftmals auch rechtliche Probleme in Angriff genommen und die Rollen innerhalb der Beziehung bzw. Familie neu verteilt. Diese Entwicklung setzt sich in der *Wachstumsphase* weiter fort. In dieser Phase verbessert sich der Familienzusammenhalt wieder, Probleme werden direkt in Angriff genommen und als lösbar erlebt, das gegenseitige Verständnis nimmt weiter zu. Diese Entwicklung mündet in der *neuen Lebensführung*, die (gemeinsame) Zukunftsplanung, Persönlichkeitsentwicklung, Selbstachtung und das Verwirklichen von Wünschen ermöglicht.

Nicht immer verläuft dieser Prozess jedoch ohne Hindernisse, eher im Gegenteil: Häufig ist der Weg in ein glücksspielfreies Leben sowohl für Betroffene als auch für Familienmitglieder, Freundinnen und Freunde abwechselnd von Hoffnung und Enttäuschung gekennzeichnet: Erneutes Glücksspielen ist auf dem Genesungsweg keine Seltenheit und lässt sich – auch bei der besten Therapie – nicht ausschließen. Deshalb wird in Beratung und Therapie mit den Betroffenen immer ein sogenannter *Notfallplan* erarbeitet, in dem sie festlegen, mit welchen Maßnahmen sie bei *Spieldruck*, d. h. dem ganz intensiven Drang, sofort wieder spielen zu müssen, einem erneuten Glücksspielen widerstehen wollen. Der Spieldruck ist meist nur sehr kurz, dafür aber sehr stark. Diese Spitze kann mit verschiedenen Hilfsmöglichkeiten überwunden werden. Häufig werden dazu z. B. eigene Ziele festgehalten und Maßnahmen zur

Ablenkung vom Spieldruck notiert. Zudem werden Anlaufstellen für Krisenzeiten ausgewählt. Diesen Notfallplan sollten Betroffene immer bei sich tragen, um sofort reagieren zu können, wenn sie Spieldruck empfinden.

Bei einem möglichen Rückfall ist es wichtig, dass die bzw. der Betroffene möglichst schnell Maßnahmen ergreifen kann, um das erneute Glücksspielen abzubrechen und wieder zu ihrer bzw. seiner Abstinenz zu finden, und nicht im Rückfallschock alles bisher Erreichte vergisst. Wesentlich ist außerdem, dass sich nicht nur die Betroffenen selbst, sondern auch ihre Familienmitglieder, Freundinnen und Freunde auf ein mögliches erneutes Glücksspielverhalten und die sich daraus ergebenden Konsequenzen vorbereiten: Wenn man weiß, dass ein Rückfall passieren kann und sich darauf vorbereitet, kann man viel besser damit umgehen, wenn die Situation tatsächlich eintritt. Von großer Bedeutung ist, dass Sie sich als Familienmitglied, Freundin oder Freund vor Augen führen, dass ein Rückfall zwar enormen Stress für Sie bedeutet, Sie aber nicht für den Rückfall verantwortlich sind und ihn auch nicht verhindern können. Was Sie jedoch tun können, ist, Ihre betroffene Angehörige bzw. Ihren betroffenen Angehörigen in dieser Situation aufzufangen und sie bzw. ihn zu unterstützen.

Fazit:

Rückfälle geschehen verhältnismäßig häufig und gehören oftmals zum Heilungsprozess dazu. Ein Notfallplan kann Personen mit Glücksspielproblemen dabei helfen, mit Spieldruck umzugehen und einen Rückfall zu vermeiden bzw. bei einem Rückfall möglichst schnell wichtige Schritte einzuleiten, um wieder zu einer Abstinenz zu finden.

Wie kommt es zu einem Rückfall?

Trotz Notfallplan kann es passieren, dass Betroffene nach einer – manchmal auch recht langen – glücksspielfreien Zeit einen Rückfall haben und wieder mit dem Glücksspielen beginnen. Als Familienmitglied, Freundin oder Freund ist man dann oftmals sehr enttäuscht und verliert möglicherweise das Vertrauen in die bzw. den Betroffenen. Wichtig ist jedoch zu wissen, dass Rückfälle zum Genesungsprozess dazu gehören und nicht unmittelbar bedeuten, dass die Behandlung nicht erfolgreich ist. Eine solche *Abstinenzunterbrechung* entwickelt sich häufig schleichend. Bei einer fehlenden oder zurückgehenden Krankheitseinsicht, kombiniert mit nachlassender (gedanklicher) Wachsamkeit und einem unausgewogenen Lebensstil, können sich z. B. rückfallrisikoreiche Situationen entwickeln. Für ein erneutes Glücksspielen braucht es dann nicht den einen, großen Auslöser; vielmehr kommen häufig viele „kleine“ Belastungsfaktoren zusammen, für die die notwendigen *Bewältigungsmöglichkeiten* nicht oder nicht ausreichend vorhanden sind. Das kann z. B. Stress bei der Arbeit gepaart mit einer Auseinandersetzung mit der Partnerin oder dem Partner sein. Wenn dann die Erwartung entsteht, dass ein kleiner Spieleinsatz eventuell nicht schadet oder zur Entlastung beitragen könnte, weil man z. B. nur kurz „abschalten“ möchte, wird dementsprechend gehandelt und erneut gespielt. Zum Teil begeben sich Betroffene auch bewusst in Situationen, die einen Rückfall begünstigen, z. B. wenn sie sich mit Freundinnen bzw. Freunden oder Bekannten auf eine Tasse Kaffee in einer Spielhalle verabreden, in der sie bereits regelmäßig gespielt haben.

In der Regel wird nicht eine große Entscheidung getroffen, sondern viele kleine Entscheidungen, die im Endeffekt die Rückfallgefahr steigern. Wird tatsächlich erneut gespielt, hängt der weitere Verlauf davon ab, wie die Glücksspielerin bzw. der Glücksspieler auf diese Situation reagiert. Je nach Reaktion wird zwischen einem Rückfall und einem Vorfall unterschieden: Bei einem *Rückfall* wird das alte Spielverhalten aufgenommen, es entsteht erneut ein Teufelskreis aus Glücksspielen, Lügen, Vorwürfen, Selbstzweifeln usw. Manche Betroffene spielen dann z. B. weiter, weil sie von sich enttäuscht sind und das Gefühl haben, dass „jetzt eh schon alles egal ist“. Das ist ganz ähnlich, wie wenn man sich vornimmt, keine Süßigkeiten mehr zu essen und dann beim ersten Stück Schokolade, dem man nicht widerstehen konnte, anschließend die ganze Tafel isst.

Die gleiche Situation kann aber auch als *Vorfall* interpretiert werden: Bei einem Vorfall findet eine sogenannte *Musterunterbrechung* statt. Die Betroffenen machen sich bewusst, dass sie sich im gewohnten Muster verhalten und aus diesem „aussteigen“ können. Der Vorfall wird in der Familie, im Freundeskreis und im Hilfesystem offen angesprochen und im weiteren Verlauf von Beratung und Behandlung verarbeitet. Die Auslöser für das erneute Glücksspielverhalten werden analysiert und es werden Lösungen für die aufgelaufenen Probleme gesucht. Es wird nicht wieder in das alte Muster aus Spielen und Lügen zurückgefallen. Gleichzeitig entstehen weitere Hilfemöglichkeiten, um einer erneuten Abstinenzunterbrechung vorzubeugen, und die Wahrscheinlichkeit für weiteres bzw. erneutes Glücksspielen sinkt.

Auch wenn Rückfälle auf dem Genesungsweg nicht selten sind, stellt dies keine „Entschuldigung" dar: Aus erneutem Spielverhalten müssen Konsequenzen gezogen und Änderungen herbeigeführt werden. Ansonsten stellt ein erneutes Spielverhalten keinen Rückfall oder Vorfall dar, sondern ein anderes Glücksspielmuster, bei dem Betroffene alle Möglichkeiten ausnutzen, um weiterspielen zu können.

Fazit:

Wird doch wieder gespielt, ist es für Glücksspielerinnen und Glücksspieler wichtig, nicht wieder in alte Verhaltensmuster zu verfallen. Wichtig ist, das Glücksspiel wieder zu beenden und den Vorfall aufzuarbeiten. Ob es sich um einen Rückfall oder Vorfall handelt, hängt wesentlich von der Bewertung und Handlung nach dem Geschehen ab!

Notfallplan für Familienmitglieder, Freundinnen und Freunde von Glücksspielerinnen und Glücksspielern

Auch wenn man weiß, dass Abstinenzunterbrechungen auf dem Weg in ein glücksspielfreies Leben vorkommen können, bedeutet eine Abstinenzunterbrechung einen *enormen Einschnitt* – sowohl für die Glücksspielerinnen und Glücksspieler als auch für die Familie und den Freundeskreis. Betroffene können das Gefühl bekommen, doch nicht zu einem glücksspielfreien Leben in der Lage zu sein. Bei Familie, Freundinnen und Freunden können das mühevoll wieder aufgebaute Vertrauen und die Hoffnung auf ein gemeinsames glücksspielfreies Leben schwinden.

Deshalb kann es auch für sie hilfreich sein, sich einen Notfallplan für einen möglichen Rückfall zu erstellen. Darin können z. B. eigene Strategien notiert werden, die für sie in der Krisensituation hilfreich sind. Diese Strategien sind natürlich sehr individuell. Ein Beispiel für einen solchen Notfallplan könnte folgendermaßen aussehen:

Notfallplan

Ich bin mir bewusst:

- Ich bin nicht für den Rückfall verantwortlich.
- Ich bin nicht für die Konsequenzen aus dem Rückfall verantwortlich.
- ______________________________
- ______________________________

Wie kann ich bei einem Rückfall reagieren?

- Ich spreche über den Rückfall und hole mir Unterstützung bei meiner Familie und meinen Freundinnen und Freunden.
  - Wen möchte ich anrufen? ______________________
  - Telefonnummer: ______________________
- Ich nehme Hilfen bzw. Beratung in Anspruch, um mit dem Rückfall umzugehen.
  - An wen wende ich mich? ______________________
  - Telefonnummer: ______________________
- ______________________________
- ______________________________

Übung:

Stellen Sie sich nun folgende Situation vor: Ihre betroffene Angehörige bzw. Ihr betroffener Angehöriger hat einen Rückfall. Welche Möglichkeiten haben Sie, mit der Situation umzugehen?

____

____

____

____

____

Was möchten Sie auf keinen Fall (mehr) tun?

____

____

____

____

____

Erstellen Sie nun Ihren ganz persönlichen Notfallplan. Denken Sie dabei wieder an Ihre Möglichkeiten und Ihre Grenzen (siehe Kapitel 6.2).

8 Fazit: Wie kann es weitergehen?

In den letzten Kapiteln haben Sie erfahren, welche Möglichkeiten Ihnen offen stehen, um (wieder) selbst Einfluss zu nehmen. Sie haben verschiedene Wege kennengelernt, wie Sie einerseits für Ihre betroffene Angehörige bzw. Ihren betroffenen Angehörigen da sein und gleichzeitig für sich selbst sorgen können. Zentraler Ausgangspunkt Ihrer Überlegungen zur Einflussnahme auf die Situation ist zumeist der Gedanke: „Was soll und was muss sich ändern?“

8.1 Möglichkeiten der Veränderung

Es kann sein, dass Sie für sich entscheiden, dass sich etwas ändern muss, während die bzw. der Betroffene die Notwendigkeit der Veränderung noch nicht einsieht. Was ist dann? In diesem Fall gibt es grundsätzlich drei Möglichkeiten:

1. *Alles bleibt, wie es ist.* Wenn beide, also Sie und Ihre betroffene Angehörige bzw. Ihr betroffener Angehöriger, entscheiden, dass die Situation nach reiflicher Überlegung doch so bleiben soll, können Sie alles beim Alten belassen. Doch die Wahrscheinlichkeit, dass Sie weiter unter der Situation leiden bzw. dass sich die Situation noch verschlimmern wird, ist sehr hoch.
2. *Sie können Ihr eigenes Verhalten ändern.* Diese Möglichkeit steht Ihnen immer offen, auch wenn die bzw. der Betroffene selbst keine Veränderung möchte. Durch die Veränderung Ihrer eigenen Verhaltensmuster ändert sich automatisch auch die Situation für die Betroffene bzw. den Betroffenen und Ihr gesamtes Beziehungsgefüge – ähnlich wie bei einem Mobile, das im Ganzen in Bewegung gerät, wenn man es an einem Ende anstößt. Dadurch, dass neue Reaktionen ausprobiert werden müssen, ist die Chance hoch, dass eine echte Veränderung folgt. Allerdings können Sie nicht vorhersagen, in welche Richtung sich die Dinge verändern werden.
3. *Sie können sich von Ihrer bzw. Ihrem Angehörigen distanzieren.* Sie haben grundsätzlich auch die Möglichkeit, sich zurückzuziehen. Dies ist für viele Familienmitglieder, Freundinnen und Freunde häu-

fig zunächst keine Option. Zudem ist dies nicht immer einfach und/oder vollständig umsetzbar. Beispielsweise ist es in den Fällen besonders schwierig, in denen in einer Familie mit Kindern ein Elternteil betroffen ist. Für Eltern oder Geschwister von Glücksspielerinnen und Glücksspielern ist ein Rückzug ebenfalls nur begrenzt möglich, da die Familienbeziehungen immer bestehen bleiben. Auch bei einer gemeinsamen Wohnung ist es sehr viel schwieriger, auf Distanz zu gehen als bei getrennten Wohnungen. In diesem Fall muss dieser Schritt langfristig geplant werden. Dennoch empfinden manche Familienmitglieder, Freundinnen und Freunde diese Option in bestimmten Fällen – durchaus auch als vorübergehende Variante – als hilfreich.

Führen Sie sich stets vor Augen, dass es nicht den einen „richtigen" Weg gibt. Die Option, für die Sie sich ganz individuell entscheiden, muss zu Ihnen und Ihrer Situation passen und sich für Sie stimmig anfühlen! Wenn Sie sich entscheiden, eine Veränderung vorzunehmen, ist es hilfreich, sich einen Plan dafür zurechtzulegen: Was wollen Sie ändern? Wie wollen Sie es ändern? In welchen Schritten? Wann fangen Sie damit an? Bis wann soll die Veränderung vollzogen sein?

Übung:

Meine angestrebte Veränderung:

____

____

____

____

____

____

____

____

Veränderung SMART geplant: *S*pezifisch – *M*essbar – *A*ktiv beeinflussbar – *R*ealistisch – *T*erminiert.

Spezifisch: Welche konkrete Veränderung möchte ich erreichen?

____

____

Messbar: Wie überprüfe ich, ob ich das Ziel erreicht habe?

____

____

Aktiv beeinflussbar: Kann ich selbst aktiv etwas unternehmen, um das Ziel zu erreichen?

____

____

Realistisch: Ist es realistisch, dass ich das Ziel erreichen kann?

____

____

Terminiert: Bis wann möchte ich dieses Ziel konkret erreicht haben (z. B. bis zum 1. Februar oder bis Ostern)?

____

____

8.2 „Goldene Regeln“ für Familienmitglieder, Freundinnen und Freunde

Was aber, wenn es schwerer ist, die Veränderung vorzunehmen, als Sie gedacht haben? Es gibt sogenannte „goldene Regeln“ für Familienmitglieder, Freundinnen und Freunde von Suchtkranken. Sie wurden ursprünglich für Kinder von Personen mit Problemen beim Alkoholkonsum entwickelt. Die Arbeit mit Familienmitgliedern, Freundinnen und Freunden von Glücksspielerinnen und Glücksspielern zeigt, dass diese Regeln in sehr vielen Fällen ebenfalls als hilfreich erlebt werden.

Goldene Regeln (eigene Übersetzung nach Bubbra et al., 2008)

Machen Sie sich immer wieder bewusst:
1. Ich habe das Glücksspielverhalten nicht verursacht.
2. Ich kann das Glücksspielverhalten nicht heilen.
3. Ich kann das Glücksspielverhalten nicht kontrollieren.
4. Ich kann auf mich selbst achten.
5. Ich kann meine Gefühle mitteilen.
6. Ich kann gesunde Verhaltensweisen wählen.
7. Ich kann mich über mich freuen.

Wenn Sie merken, dass Sie wieder in Ihr altes Verhaltensmuster zurückfallen und z. B. die Schuld für das Glücksspielverhalten Ihrer bzw. Ihres betroffenen Angehörigen bei sich selbst suchen, das Verhalten entschuldigen oder Aufgaben übernehmen, können Sie sich diese „goldenen Regeln" wieder vor Augen führen. Um sie in solchen Fällen parat zu haben, können Sie sich die Regeln auch ausdrucken und z. B. im Geldbeutel mit sich tragen oder sie an einem persönlichen Platz in Ihrer Wohnung (Spiegel, Schrank, etc.) aufhängen. Bleiben Sie konsequent und richten Sie Ihren Fokus auf Ihr eigenes Leben!

8.3 Wo finde ich weiterführende Hilfen?

Dieser Ratgeber stellt einen von vielen möglichen Wegen dar, auf dem Sie Hilfe bekommen können. Für einige Menschen ist diese Form der Unterstützung ausreichend, je nach Situation können aber auch weiterführende Möglichkeiten hilfreich sein. Viele Familienmitglieder, Freundinnen oder Freunde profitieren von professionellen Hilfsangeboten oder z. B. dem Austausch mit anderen in Selbsthilfegruppen. Im Internet finden Sie unter www.verspiel-nicht-mein-leben.de sowohl Adressen von Beratungsstellen, die speziell auf die Beratung von Personen mit Problemen beim Glücksspielen und deren Familienmitgliedern, Freundinnen und Freunden ausgerichtet sind, als auch Adressen von spezialisierten Selbsthilfegruppen. Nehmen Sie diese Angebote bei Bedarf wahr oder probieren Sie zumindest aus, ob und welche davon Ihnen gut tun.

Selbsthilfegruppen treffen sich regelmäßig – meist über einen längeren Zeitraum – in einem neutralen Raum. Alle Mitglieder befinden sich in der gleichen Situation – bei sogenannten Angehörigengruppen sind alle Beteiligten Familienmitglieder, Freundinnen oder Freunde einer suchtkranken Person. Ausgangspunkt der Selbsthilfegruppe sind offene persönliche Gespräche und gegenseitige Unterstützung. In der Regel haben die anderen Mitglieder der Selbsthilfegruppe ähnliche Erfahrungen gemacht wie Sie selbst, deshalb können Sie unter Umständen viele Anregungen bekommen, mit der Situation umzugehen, denn alle können sich mit ihren Bedenken, Gefühlen und Konflikten einbringen. In einer Selbsthilfegruppe sind alle gleichgestellt, oftmals gibt es keine feste Leitungsperson. Außerdem sind Sie dort „unter sich": Es wirken keine Fachleute mit. Trotzdem kann man bezüglich spezieller Fragestellungen natürlich professionelle Unterstützung bei Ärztinnen und Ärzten, Psychologinnen und Psychologen oder Sozialarbeiterinnen und -arbeitern nutzen, um sich Informationen oder Rat zu holen.

Meist entstehen in einer Selbsthilfegruppe mit der Zeit ein starkes Gefühl der Zusammengehörigkeit und eine Atmosphäre von Vertrauen und Geborgenheit. Grundregel ist: Was in der Gruppe besprochen wird, bleibt in der Gruppe. Hier können Sie frei besprechen, wie Sie einerseits versuchen können, positiv auf die Lebenssituation Ihrer bzw. Ihres betroffenen Angehörigen einzuwirken. Andererseits können Sie besprechen, wie Sie ganz klar darauf achten können, dass Sie trotz der schwierigen Situation Ihre eigenen Bedürfnisse nicht aus den Augen verlieren und für sich und Ihr Wohlergehen sorgen. Verschiedene Beispiele, wie Sie dieses Ziel erreichen können, haben wir Ihnen bereits in diesem Ratgeber aufgezeigt. Dazu gehört auch, andere Menschen zu treffen, die Ihnen gut tun, und sich jemandem aus Ihrem sozialen Netz mit Ihren Ängsten und Sorgen anzuvertrauen. Es hilft in vielen Fällen, sich zwischendurch mit Menschen auszutauschen, die in der gleichen Situation sind.

Eine weitere Möglichkeit zum Austausch stellen verschiedene *Selbsthilfeforen* im Internet dar. Hier können Sie (anonym) Mitglied werden und unter einem Benutzernamen, den Sie selbst wählen, Gedanken, Meinungen und Erfahrungen zu bestimmten Themen ins Internetforum einbringen oder Fragen stellen. Vorteil dieser virtuellen Angebote ist, dass sie zeitlich und örtlich unabhängig genutzt werden können. Ein Nachteil ist, dass Ihr Beitrag nicht immer sofort, sondern in der Regel etwas zeitversetzt beantwortet wird und Sie diejenigen, die Ihnen antworten, nicht persönlich kennen. Das Hauptthema der hier beschriebenen Foren ist „Glücksspielsucht“, und die Seiten sind so unterteilt, dass es für verschiedene Unterthemen je ein eigenes Verzeichnis gibt, also eine Art Unterforum. Sie können dort Diskussionsbeiträge – auch Postings genannt – einstellen, die andere Mitglieder dann lesen und beantworten können. So entstehen zusammenhängend aufeinander aufbauende Beiträge, die man auch als Thread oder Thema bezeichnet. Indem man einen neuen Thread beginnt, fängt man also eine neue Diskussion an. Etablierte Selbsthilfeforen finden Sie z. B. unter:

- www.forum-gluecksspielsucht.de,
- www.spielsucht-soforthilfe.de oder
- www.spielsucht-foren.de.

Zudem können auch Sie sich fachliche Unterstützung und Informationen in Beratungsstellen (Psychosoziale Beratungsstellen, Suchtberatungsstellen) oder gegebenenfalls im Rahmen einer psychotherapeutischen Behandlung holen. Professionelle Hilfemöglichkeiten stehen Ihnen offen, unabhängig davon, ob die bzw. der Betroffene Unterstützung sucht. Neben Beratungsstellen können Sie sich auch an Ärztinnen und Ärzte sowie Psychologinnen und Psychologen wenden. Ein weiterer wichtiger Bereich sind für Familienmitglieder, Freundinnen und Freunde von Glücksspielerinnen und Glücksspielern in der Regel finanzielle Fragen. Wie bereits in Kapitel 6.3 beschrieben, kann es Betroffenen zeitweise helfen, die finanzielle Verantwortung abzugeben. Oftmals reicht dieser Schritt alleine jedoch nicht aus. Werden Schulden zum Problem, kann eine *Schuldnerberatungsstelle* vielfältige Hilfestellungen bieten. Seriöse Schuldnerberatungsstellen vermittelt die *Bundesarbeitsgemeinschaft Schuldnerberatung e. V.* (www.bag-sb.de) bzw. die einzelnen Landesarbeitsgemeinschaften. Informationen zu Schulden und damit zusammenhängenden rechtlichen Themen erhalten Sie auch im Forum Schuldnerberatung (www.forum-schuldnerberatung.de).

8.4 Mein Wunsch für die Zukunft

Zum Schluss sollten Sie sich Folgendes nochmals verdeutlichen: Sie als Familienmitglied, Freundin oder Freund können Ihre betroffene Angehörige bzw. Ihren betroffenen Angehörigen nicht ändern. Sie haben aber bereits einen ersten Schritt getan, den bisherigen Kreislauf nicht mehr weiter mitzutragen. Indem Sie sich über Glücksspielsucht informieren, die Übungen des Ratgebers durchführen und Ihr eigenes Verhalten bzw. Ihre Möglichkeiten, Einfluss zu nehmen, überdenken, machen Sie bereits deutlich: Ich möchte etwas verändern! Vielleicht merken Sie auch, dass sich in dem Zeitraum, in dem Sie sich mit diesem Ratgeber auseinandergesetzt haben, bereits etwas in Ihrem Leben verändert hat. Obwohl Sie das endgültige Ergebnis der Veränderung nicht voraussehen können, können Sie sich doch aktiv für oder gegen bestimmte Optionen entscheiden und somit bedacht und überlegt Einfluss nehmen.

Übung:

Zum Abschluss überlegen Sie bitte:

Was nehme ich aus dem Ratgeber für mich mit?

____

Welche Inhalte sind mir besonders in Erinnerung geblieben?

Was wünsche ich mir für meine Zukunft? Formulieren Sie hierzu mindestens einen konkreten Wunsch. Formulieren Sie ihn positiv und aktiv, z. B. „Ich wünsche mir für mein Leben …“:

____

____

____

____

____

Anhang

Literatur

Afifi, T., Browridge, D., MacMillan, H. & Sareen, J. (2010). The relationship of gambling to intimate partner violence and child maltreatment in a nationally representative sample. *Journal of Psychiatric Research, 44* (5), 331–337. http://doi.org/10.1016/j.jpsychires.2009.07.010

Blaszczynski, A. & Nower, L. (2002). A pathways model of problem and pathological gambling. *Addiction, 97* (5), 487–499. http://doi.org/10.1046/j.1360-0443.2002.00015.x

Boughton, R. & Falenchuk, O. (2007). Vulnerability and comorbidity factors of female problem gambling. *Journal of Gambling Studies, 23,* 323–334. http://doi.org/10.1007/s10899-007-9056-6

Braun, B., Brand, H., Künzel, J. & Pfeiffer-Gerschel, T. (2014). *Deutsche Suchthilfestatistik 2013. Tabellenband für ambulante Beratungs- und/oder Behandlungsstellen, Fachambulanzen und Institutsambulanzen (Typ 3 und 4).* IFT Institut für Therapieforschung. Verfügbar unter: www.suchthilfestatistik.de/download.html

Bubbra, S., Himes, A., Kelly, C., Shenfield, J., Sloss, C. & Tait, L. (2008). *Families CARE: Helping families cope and relate effectively. Facilitator's Manual.* Toronto: Centre for Addiction and Mental Health.

Buchner, U. G., Arnold, M., Koytek, A., Gollrad, T. & Wodarz, N. (2012). Nicht nur Spieler brauchen Hilfe – Ergebnisse einer Pilotstudie zum Angehörigenprojekt ETAPPE. *Psychotherapie, Psychosomatik, medizinische Psychologie, 62* (9/10), 383–389. http://doi.org/10.1055/s-0032-1316368

Buchner, U. G., Erbas, B., Stürmer, M., Arnold, M., Wodarz, N. & Wolstein, J. (2015). Inpatient treatment for pathological gamblers in Germany – setting, utilization and structure. *Journal of Gambling Studies, 31* (1), 257–279. http://doi.org/10.1007/s10899-013-9430-5

Buchner, U. G., Koytek, A., Gollrad, T., Arnold, M. & Wodarz, N. (2013). *Angehörigenarbeit bei pathologischem Glücksspiel. Das psychoedukative Entlastungstraining ETAPPE.* Göttingen: Hogrefe.

Bühringer, G., Braun, B., Kräplin, A., Neumann, M. & Sleczka, P. (2013). Gambling: two sides of the same coin: recreational activity and public health problem. *Alice Rap Policy Paper Series.* Zugriff am 26. 07. 2016. Verfügbar unter: http://www.alicerap.eu/resources/documents/cat_view/1-alice-rap-project-documents/19-policy-paper-series.html

Bühringer, G., Kraus, L., Sonntag, D., Pfeiffer-Gerschel, T. & Steiner, S. (2007). Pathologisches Glücksspiel in Deutschland: Spiel- und Bevölkerungsrisiken. *Sucht, 53* (5), 296–308. http://doi.org/10.1024/2007.05.06

Buth, S. & Stöver, H. (2008). Glücksspielteilnahme und Glücksspielprobleme in Deutschland: Ergebnisse einer bundesweiten Repräsentativbefragung. *Suchttherapie, 9* (1), 3–11. http://doi.org/10.1055/s-2008-1042440

Bundeszentrale für gesundheitliche Aufklärung (BZgA). (2008). *Glücksspielverhalten und problematisches Glücksspielen in Deutschland 2007. Ergebnisse einer Repräsentativbefragung.* Köln: Bundeszentrale für gesundheitliche Aufklärung.

Bundeszentrale für gesundheitliche Aufklärung (BZgA). (2010). *Glücksspielverhalten in Deutschland 2007 und 2009. Ergebnisse aus zwei repräsentativen Bevölkerungsbefragungen.* Köln: Bundeszentrale für gesundheitliche Aufklärung.

Bundeszentrale für gesundheitliche Aufklärung (BZgA). (2012). *Glücksspielverhalten und Glücksspielsucht in Deutschland 2007, 2009 und 2011. Ergebnisse aus drei repräsentativen Bevölkerungsbefragungen.* Köln: Bundeszentrale für gesundheitliche Aufklärung.

Bundeszentrale für gesundheitliche Aufklärung (BZgA). (2014). *Glücksspielverhalten und Glücksspielsucht in Deutschland. Ergebnisse des Surveys 2013 und Trends.* Köln: Bundeszentrale für gesundheitliche Aufklärung.

Bundeszentrale für gesundheitliche Aufklärung (BZgA). (2016). *Glücksspielverhalten und Glücksspielsucht in Deutschland. Ergebnisse des Surveys 2015 und Trends.* Köln: Bundeszentrale für gesundheitliche Aufklärung.

Calderwood, K.A. & Rajesparam, A. (2014). Applying the codependency concept to concerned significant others of problem gamblers: Words of caution. *Journal of Gambling Issues, 29.* Zugriff am 26.07.2016. Verfügbar unter: http://jgi.camh.net/doi/full/10.4309/jgi.2014.29.11

Chan, M.E. (2009). „Why did you hurt me?“ Victim's interpersonal betrayal attribution and trust implications. *Reviews of General Psychology, 13,* 262–274. http://doi.org/10.1037/a0017138

Copello, A., Templeton, L., Orford, J., Velleman, R., Patel, A., Moore, L., MacLeod, J. & Godfrey, C. (2009). The relative efficacy of two levels of a primary care intervention for family members affected by the addiction problem of a close relative: a randomized trial. *Addiction, 104* (1), 49–58. http://doi.org/10.1111/j.1360-0443.2008.02417.x

Corrigan, P.W. & Miller, F.E. (2004). Shame, blame, and contamination: A review of the impact of mental illness stigma on family members. *Journal of Mental Health, 13* (6), 537–548. http://doi.org/10.1080/09638230400017004

Corrigan, P.W., Watson, A.C. & Miller, F.E. (2006). Blame, Shame, and Contamination: The Impact of Mental Illness and Drug Dependence Stigma on Family Members. *Journal of Family Psychology, 20* (2), 239–246. http://doi.org/10.1037/0893-3200.20.2.239

Custer, R.L. (1987). The diagnosis and scope of pathological gambling. In T. Galski (Ed.), *The Handbook of Pathological Gambling* (pp. 3–7). Springfield, IL: Thomas.

Darbyshire, P., Oster, C. & Carrig, H. (2001). The Experience of Pervasive Loss: Children and Young People Living in a Family Where Parental Gambling Is a Problem. *Journal of Gambling Studies, 17* (1), 23–45. http://doi.org/10.1023/A:1014536315167

Deutsch, M. (1962). Cooperation and trust: Some theoretical notes. In M.R. Jones (Ed.), *Nebraska Symposium on Motivation* (pp. 275–319). Lincoln, NE: University of Nebraska Press.

Dowling, N.A., Jackson, A.C., Suomi, A., Lavis, T., Thomas, S.A., Patford, J. et al. (2014). Problem gambling and family violence: Prevalence patterns in treatment-seekers. *Addictive Behaviors, 39* (12), 1713–1717. http://doi.org/10.1016/j.addbeh.2014.07.006

Dudenredaktion (Hrsg.). (2014). *Duden, Bd. 1: Die deutsche Rechtschreibung* (26., völlig neu bearbeitete und erweiterte Auflage). Berlin: Dudenverlag.

Folkman, S., Chesney, M., McKusick, L., Ironson, G., Johnson, D.S. & Coates, T.J. (1991). Translating Coping Theory into an Intervention. In J. Eckenrode (Ed.), *The Social Context of Coping* (pp. 239–260). New York: Plenum Press.

Germain, C., Valhanian, A., Basquin, A., Richoux-Benhaim, C., Embouazza, H. & Lejoyeux, M. (2011). Brief report: Coronary heart disease: An unknown association to pathological gambling. *Frontiers in Psychiatry, 2,* 11. http://doi.org/10.3389/fpsyt.2011.00011

Goffman, E. (1963). *Stigma: Notes on the Management of Spoiled Identity.* New York: Touchstone.

Gordon, K.C., Hughes, F.M., Tomcik, N.D., Dixon, L.J. & Litzinger, S.C. (2009). Widening spheres of impact: The role of forgiveness in marital and family functioning. *Journal of Family Psychology, 23,* 1–13. http://doi.org/10.1037/a0014354

Grant, J.E., Odlaug, B.L. & Mooney, M.E. (2012). Telescoping phenomenon in pathological gambling: association with gender and comorbidities. *The Journal of Nervous and Mental Disease, 200* (11), 996–998. http://doi.org/10.1097/NMD.0b013e3182718a4d

Hand, I. (2008). Verhaltensexzesse – keine Verhaltenssüchte: Von den Analysen zur Therapie und Diagnose. *Neurotransmitter, 4,* 72–70.

Hayer, T., Bernhart, C. & Meyer, G. (2006). Kinder von pathologischen Glücksspielern: Lebensbedingungen, Anforderungen und Belastungen. *Abhängigkeiten: Forschung und Praxis der Prävention und Behandlung, 12* (2), 60–77.

Imamura, A., Geda, Y.E., Slowinski, J., Wszolek, Z.K., Brown, L.A. & Uitti, R.J. (2008). Medications used to treat Parkinson's disease and the risk of gambling. *European Journal of Neurology, 15* (4), 350–354. http://doi.org/10.1111/j.1468-1331.2008.02081.x

Jacobs, D., Marston, A., Singer, R., Widaman, K., Little, T. & Veizades, M. (1989). Children of problem gamblers. *Journal of Gambling Behaviour, 5* (4), 261–268. http://doi.org/10.1007/BF01672427

Kahler, T. (1977). Das Miniskript. In G. Barnes et al. (Hrsg.), *Transaktionsanalyse seit Eric Berne* (Bd. 2, S. 91–132). Berlin: Institut für Kommunikationstherapie.

Kaluza, G. (2007). *Gelassen und sicher im Stress* (3., vollständig überarbeitete Auflage). Heidelberg: Springer. http://doi.org/10.1007/978-3-540-68900-3

Kassebaum, R. (2004). *Interpersonelles Vertrauen. Entwicklung eines Inventars zur Erfassung spezifischer Aspekte des Konstrukts.* Dissertation, Universität Hamburg. Zugriff am 26.07.2016. Abgerufen unter: http://ediss.sub.uni-hamburg.de/volltexte/2004/2125/pdf/Dissertation.pdf

Kelnberger, J. (2013, 13. März). Die Mär vom großen starken Geschlecht. *Süddeutsche Zeitung.* Verfügbar unter: http://www.sueddeutsche.de/panorama/gewalt-gegen-maenner-die-maer-vom-grossen-starken-geschlecht-1.2390367

Klein, M. & Bischof, G. (2013). Angehörige Suchtkranker – Der Erklärungswert des Co-Abhängigkeitsmodells. Editorial. *Sucht, 59* (2), 65–68. http://doi.org/10.1024/0939-5911.a000233

Konkolÿ Thege, B., Colman, I., el-Guebaly, N., Hodgins, D. C., Patten, S. B., Schopflocher, D. et al. (2015). Social judgments of behavioral versus substance-related addictions: A population-based study. *Addictive behaviors, 42*, 24–31. http://doi.org/10.1016/j.addbeh.2014.10.025

Korman, L. M., Collins, J., Dutton, D., Dhayananthan, B., Littman-Sharp, N. & Skinner, W. (2008). Problem gambling and intimate partner violence. *Journal of Gambling Studies, 24* (1), 13–23. http://doi.org/10.1007/s10899-007-9077-1

Kroher, M., Sassen, M., Bühringer, G. & Kraus, L. (2010). *Pathologische Glücksspieler in Einrichtungen der ambulanten Suchthilfe in Bayern: Bayerische Versorgungsstudie.* Kurzbericht. München: Landesstelle Glücksspielsucht in Bayern. Zugriff am 15.09.2016. Verfügbar unter: http://www.lsgbayern.de/fileadmin/user_upload/lsg/IFT_Materialien/2010-11-29_Versorgungsstudie.pdf

Lader, M. (2008). Antiparkinsonian medication and pathological gambling. *CNS Drugs, 22* (5), 407–416. http://doi.org/10.2165/00023210-200822050-00004

Lazarus, R. (1974). Psychological Stress and Coping in Adaptation and Illness. *International Journal of Psychiatry in Medicine, 5* (4), 321–333. http://doi.org/10.2190/T43T-84P3-QDUR-7RTP

Lazarus, R. & Folkman, S. (1987). Transactional theory and research on emotions and coping. *European Journal of Personality, 1,* 141–169. http://doi.org/10.1002/per.2410010304

Leibetseder, M., Laireiter, A.-R., Pecherstorfer, M. & Hittenberger, B. (2012). Die Wirksamkeit psychologischer und psychopharmakologischer Interventionen beim pathologischen Glücksspiel – eine Metaanalyse. In F. M. Wurst, N. Thon & K. Mann (Hrsg.), *Glücksspielsucht. Ursachen – Prävention – Therapie* (S. 187–215). Bern: Huber.

Lenz, A. & Brockmann, E. (2013). *Kinder psychisch kranker Eltern stärken. Informationen für Eltern, Erzieher und Lehrer.* Göttingen: Hogrefe.

Lorenz, V. (1987). Family dynamics of pathological gamblers. In T. Galski (Ed.), *The handbook of pathological gambling* (pp. 71–88). Springfield, IL: Charles C. Thomas.

Lorenz, V. C. & Yaffee, R. A. (1988). Pathological gambling: Psychosomatic, emotional and marital difficulties as reported by the spouse. *Journal of gambling behavior, 4* (1), 13–26. http://doi.org/10.1007/BF01043525

Mazzoleni, M. H., Gorenstein, C., Fuentes, D. & Tavares, H. (2009). Wives of pathological gamblers: personality traits, depressive symptoms and social adjustment. *Revista Brasileira de Psiquiatria, 31* (4), 332–337. http://doi.org/10.1590/S1516-44462009005000009

Meyer, C., Rumpf, H.-J., Kreuzer, A., de Brito, S., Glorius, S., Jeske, C. et al. (2011). *Pathologisches Glücksspielen und Epidemiologie (PAGE): Entstehung, Komorbidität, Remission und Behandlung. Endbericht an das Hessische Ministerium des Innern und für Sport.* Greifswald/Lübeck: Universitäten Greifswald und Lübeck.

Meyer, G. & Bachmann, M. (2011). *Spielsucht. Ursachen, Therapie und Prävention von glücksspielbezogenen Störungen* (3. Auflage). Heidelberg: Springer.

Meyer, G., Häfeli, J., Mörsen, Ch. & Fiebig, M. (2010). Die Einschätzung des Gefährdungspotentials von Glücksspielen. Ergebnisse einer Delphi-Studie und empirische Validierung der Beurteilungsmerkmale. *Sucht, 56* (6), 405–414.

Meyer, G. & Hayer, T. (2005). *Das Gefährdungspotenzial von Lotterien und Sportwetten – Eine Untersuchung von Spielern aus Versorgungseinrichtungen. Abschlussbericht an das Ministerium für Arbeit, Gesundheit und Soziales des Landes Nordrhein-Westfalen und an die Westdeutsche Lotterie GmbH & Co. KG.* Düsseldorf: Ministerium für Arbeit, Gesundheit und Soziales des Landes Nordrhein-Westfalen.

Meyer, G. & Hayer, T. (2010). Problematisches und pathologisches Spielverhalten bei Glücksspielen. Epidemiologie und Prävention. *Bundesgesundheitsblatt, 53,* 36–305.

Mörsen, C. P., Heinz, A., Fauth-Bühler, M. & Mann, K. (2012). Glücksspiel im Gehirn: Neurobiologische Grundlagen pathologischen Glücksspielens. In F. M. Wurst, N. Thon & K. Mann (Hrsg.), *Glücksspielsucht. Ursachen – Prävention – Therapie* (S. 82–108). Bern: Huber.

Orford, J., Copello, A., Velleman, R. & Templeton, L. (2010). Family members affected by a close relative's addiction: The stress-strain-coping-support model. *Drugs: education, prevention, and policy, 17* (s1), 36–43. http://doi.org/10.3109/09687637.2010.514801

Orford, J., Templeton, L., Copello, A., Velleman, R., Ibanga, A. & Binnie, C. (2009). Increasing the involvement of family members in alcohol and drug treatment services: The results of an action research project in two specialist agencies. *Drugs: education, prevention, and policy, 16* (5), 379–408. http://doi.org/10.1080/09687630802258553

Orford, J., Templeton, L., Patel, A., Copello, A. & Velleman, R. (2007). The 5-Step family intervention in primary care: I. Strengths and limitations according to family members. *Drugs: education, prevention and policy, 14* (1), 29–47. http://doi.org/10.1080/09687630600997451

Orford, J., Velleman, R., Copello, A., Templeton, L. & Ibanga, A. (2010). The experiences of affected family members: A summary of two decades of qualitative research. *Drugs: education, prevention, and policy, 17* (s1), 44–62. http://doi.org/10.3109/09687637.2010.514192

Petermann, F. (2013). *Psychologie des Vertrauens* (4., überarbeitete Auflage). Göttingen: Hogrefe.

Petry, N. M. & Kiluk, B. (2002). Suicidal ideation and suicide attempts in treatment seeking pathological gamblers. *The Journal of nervous and mental disease, 190*, 462–469. http://doi.org/10.1097/00005053-200207000-00007

Polizist als Bankräuber verurteilt (2013, 04. Oktober). *Süddeutsche Zeitung.* Verfügbar unter: http://www.sueddeutsche.de/panorama/moenchengladbach-polizist-als-bankraeuber-verurteilt-1.1787208

Premper, V., Schwickerath, J., Missel, P., Feindel, H., Zemlin, U., Schwarz, S. & Petry, J. (2014). Multizentrische Katamnese zur stationären Behandlung von pathologischen Glücksspielern. *Sucht, 60* (6), 331–344. http://doi.org/10.1024/0939-5911.a000335

Rüsch, N., Angermeyer, M. C. & Corrigan, P. W. (2005). Das Stigma psychischer Erkrankung: Konzepte, Formen und Folgen. *Psychiatrische Praxis, 32* (5), 221–232. http://doi.org/10.1055/s-2004-834566

Rüsch, N., Corrigan, P. W., Todd, A. R. & Bodenhausen, G. V. (2011). Automatic stereotyping against people with mental illness. *Psychiatry research, 186* (1), 34–39. http://doi.org/10.1016/j.psychres.2010.08.024

Salonen, A. H., Castrén, S., Alho, H. & Lahti, T. (2014). Concerned significant others of people with gambling problems in Finland: a cross-sectional population study. *BMC Public Health, 14,* 398. http://doi.org/10.1186/1471-2458-14-982

Sassen, M., Kraus, L., Bühringer, G., Pabst, A., Piontek, D. & Taqi, Z. (2011). Gambling Among Adults in Germany: Prevalence, Disorder and Risk Factors. *Sucht, 57* (4), 249–257. http://doi.org/10.1024/0939-5911.a000115

Schlembach, Ch., Gaderer, M. & Zetinigg, B. (2013). Wenn Spieler Räuber werden: Bankraub und Glücksspiel in handlungstheoretischer Perspektive. *Rausch – Wiener Zeitschrift für Suchttherapie, 2* (3), 156–163.

Schoormann, F. D., Mayer, R. C. & Davis, J. K. (2007). An integrative model of organizational trust: Past, present and future. *Academy of Management Review, 32,* 344–354. http://doi.org/10.5465/AMR.2007.24348410

Schulz von Thun, F. (1981). *Miteinander Reden 1. Störungen und Klärungen.* Hamburg: Rowohlt.

Sonntag, D., Bauer, C. & Hellwich, A. K. (2007). Deutsche Suchthilfestatistik 2006 für ambulante Einrichtungen. *Sucht, 53* (S1), 7–41. http://doi.org/10.1024/2007.07.03

Suomi, A., Jackson, A. C., Dowling, N. A., Lavis, T., Patford, J., Thomas, S. A. et al. (2013). Problem gambling and family violence: family member reports of prevalence, family impacts and family coping. *Asian Journal of Gambling Issues and Public Health, 3,* 13. http://doi.org/10.1186/2195-3007-3-13

Svensson, J., Romild, U. & Shepherdson, E. (2013). The concerned significant others of people with gambling problems in a national representative sample in Sweden – a 1 year follow-up study. *BMC Public Health, 13,* 1087. http://doi.org/10.1186/1471-2458-13-1087

Towfigh, E. V., Glöckner, A. & Reid, R. (2013). Dangerous Games: The Psychological Case for Regulating Gambling. *Charleston Law Review, 8,* 147–189.

Vogelgesang, M. (2010). Traumata, traumatogene Faktoren und pathologisches Glücksspielen. *Psychotherapeut, 55* (1), 12–20. http://doi.org/10.1007/s00278-009-0670-x

Wagner-Link, A. (2010). *Verhaltenstraining zur Stressbewältigung. Arbeitsbuch für Therapeuten und Trainer* (6., vollständig überarbeitete Auflage). Stuttgart: Klett-Cotta.

Watzlawick, P., Beavin, J. H. & Jackson, D. D. (1969). *Menschliche Kommunikation.* Bern: Huber.

Weintraub, D., Koester, J., Potenza, M. N., Siderowf, D., Stacy, M., Voon, V. et al. (2010). Impulse control disorders in Parkinson disease: a cross-sectional study of 3090 patients. *Archives of Neurology, 67* (5), 589–595. http://doi.org/10.1001/archneurol.2010.65

Wenzel, H. G., Oren, A. & Bakken, I. J. (2008). Gambling problems in the family – A stratified probability sample study of prevalence and reported consequences. *BMC Public Health, 8,* 412. http://doi.org/10.1186/1471-2458-8-412

Wood, J. V., Perunovic, W. Q. E. & Lee, J. W. (2009). Positive Self-Statements. Power for Some, Peril for Others. *Psychological Science, 20,* 860–866. http://doi.org/10.1111/j.1467-9280.2009.02370.x

Zockender Rentner wird zum Pechvogel-Räuber (2013, 07. Mai). *Münchner Merkur.* Verfügbar unter: http://www.merkur-online.de/aktuelles/welt/rentner-oesterreich-wollte-spielschulden-raubueberfaellen-ausgleichen-zr-3535962.html

Literaturempfehlungen

Arbeitskreis gegen Spielsucht e.V. (Hrsg.). (2013). *Bunte Lichter, Dunkle Schatten: Glücksspiel – Faszination und Abgrund*. Vechta: Geest-Verlag.

Berg-Peer, J. (2015). *Aufopfern ist keine Lösung. Mut zu mehr Gelassenheit für Eltern psychisch erkrankter Kinder und Erwachsener*. München: Kösel.

Fröhling, U. (1993). *Droge Glücksspiel. Betroffene erzählen von einer heimlichen Sucht*. Frankfurt: Fischer.

Lenz, A. & Brockmann, E. (2013). *Kinder psychisch kranker Eltern stärken. Informationen für Eltern, Erzieher und Lehrer*. Göttingen: Hogrefe.

Schuller, A. (2008). *Jackpot. Aus dem Leben eines Spielers*. Bergisch Gladbach: Lübbe.

Tillmann, A. (2003). *Verspieltes Glück. Mein Mann ist spielsüchtig*. Bergisch Gladbach: Lübbe.

Wichtige Begriffe rund um Beratung, Behandlung und Therapie

Titel und Berufe: Wer macht was?

Psychologie ist eine empirische Wissenschaft. Inhalt der Psychologie ist, das Erleben, Verhalten und Empfinden von Menschen sowie die Entwicklung im Lauf des Lebens mit allen darauf einwirkenden inneren und äußeren Einflüssen zu beschreiben und zu erklären. Die Studienabsolventinnen und -absolventen dieses Faches sind Psychologinnen bzw. Psychologen mit Diplom-, Master- oder Bachelor-Abschluss. Ihre Arbeitsgebiete liegen in der Klinischen Psychologie sowie in anderen Bereichen, z. B. der Arbeits- und Organisationspsychologie, Pädagogischen Psychologie oder Verkehrspsychologie.

Psychotherapie wird von Psychotherapeutinnen und Psychotherapeuten ausgeübt. Dabei handelt es sich um Ärztinnen und Ärzte, Psychologinnen und Psychologen oder – nur bei Kindern und Jugendlichen – um (Sozial-)Pädagoginnen und Pädagogen mit einer auf dem Grundberuf aufbauenden Zusatzausbildung. Die Medizinerinnen und Mediziner mit einer solchen Zusatzausbildung werden als „Ärztliche Psychotherapeutinnen und -therapeuten" bezeichnet, die Psychologinnen und Psychologen als „Psychologische Psychotherapeutinnen und -therapeuten". Bei einer Spezialisierung auf Kinder und Jugendliche lautet die Berufsbezeichnung „Kinder- und Jugendlichenpsychotherapeutin und -therapeut".

Psychiatrie ist eine medizinische Fachrichtung, die sich mit der Prävention (Vorbeugung), Diagnostik und Therapie seelischer Erkrankungen – allerdings primär von körperlicher Seite aus, d. h. medikamentös – beschäftigt. Psychiaterinnen und Psychiater sind Medizinerinnen und Mediziner, die nach Abschluss des Medizinstudiums eine Facharztausbildung absolviert haben.

Neurologie ist eine weitere medizinische Fachrichtung, bei der der Fokus auf den Erkrankungen des Nervensystems liegt, wobei die Übergänge zur Psychiatrie fließend sind. Eine Neurologin bzw. ein Neurologe hat ebenfalls eine Facharztausbildung absolviert, wobei der Schwerpunkt der Arbeit auf medizinischen bzw. neurologischen Diagnosen und der darauf basierenden Verschreibungen weiterer Therapiemaßnahmen liegt. Der Behandlungsansatz basiert ebenfalls auf medikamentöser oder anderweitiger organisch-medizinischer Behandlung.

Sozialpädagogik bzw. Soziale Arbeit ist ein Beruf mit der Aufgabe, auf praktische Art, aber mit wissenschaftlicher Fundierung, soziale Probleme zu lösen, zu lindern oder zu verhindern. Sozialarbeiterinnen und -arbeiter sowie Sozialpädagoginnen und -pädagogen arbeiten an sozialen Brennpunkten der Gesellschaft und unterstützen, beraten und betreuen Menschen überall dort, wo diese sozial eingeschränkt sind und ihren Alltag nicht mehr alleine bewältigen können. Arbeitsfelder liegen z. B. im Strafvollzug, bei körperlicher oder geistiger Behinderung, bei Suchtproblemen, bei Schulden oder Arbeitslosigkeit sowie in der Familien- und Jugendhilfe.

Welche Therapieverfahren gibt es?

Die *kassenfinanzierte Psychotherapie* kennt drei Psychotherapieverfahren („Richtlinien-Psychotherapie"), die sowohl als „wissenschaftlich anerkannt" gelten als auch als „wirtschaftlich" eingestuft werden: Verhaltenstherapie sowie die beiden psychodynamischen Psychotherapieverfahren tiefenpsychologisch fundierte Psychotherapie und analytische Psychotherapie (Psychoanalyse).

Die *Verhaltenstherapie* umfasst eine breite Gruppe von Methoden und Techniken, wobei für die meisten psychischen Störungen spezielle Therapieprogramme entwickelt wurden. Bei der Verhaltenstherapie wird davon ausgegangen, dass Verhaltensweisen erlernt wurden, also auch problematische Verhaltensweisen. Es ist aber möglich, diese wieder zu „verlernen" bzw. durch neue, angemessenere Verhaltensweisen zu ersetzen. In der Verhaltenstherapie werden das aktuelle Erleben, die Gedanken und Gefühle der Patientinnen und Patienten betrachtet. Anhand verschiedener Übungen werden neue Verhaltensweisen eingeübt, um besser mit dem bestehenden Problem umgehen zu können. Zudem werden weitere Techniken wie etwa Fantasie- bzw. Vorstellungsübungen und Entspannungsverfahren eingesetzt. Die Verhaltenstherapie kommt im Einzel- und Gruppensetting sowohl im ambulanten als auch im (teil-)stationären Kontext zur Anwendung. Durchschnittlich werden 25 bis 40 Sitzungen von jeweils 50 Minuten veranschlagt.

Die *tiefenpsychologisch fundierte Psychotherapie* gründet auf der Psychoanalyse und ihren Weiterentwicklungen. Dabei werden aktuelle Probleme ausgehend von zugrunde liegenden, oftmals unbewussten Erfahrungen und Konflikten, bearbeitet. Diese können sogar auf Erfahrungen in der Kindheit, etwa wie man sich in Beziehungen oder bei Konflikten verhält, zurückgehen. Es wird davon ausgegangen, dass solche früheren Erfahrungen auch das aktuelle Denken und Handeln beeinflussen und daher für die Lösung aktueller Konflikte mit einbezogen werden sollten. Die tiefenpsychologisch fundierte Psychotherapie kann in Einzel- oder in Gruppensitzungen sowohl ambulant als auch (teil-)stationär durchgeführt werden. Die Sitzungen (à 50 Minuten) finden meistens einmal, seltener zweimal wöchentlich statt, wobei sich die Anzahl der Sitzungen nach den Beschwerden und Bedürfnissen der Patientinnen bzw. Patienten richtet.

Die klassische *Psychoanalyse* ist das einzige Psychotherapieverfahren, bei dem die Patientin bzw. der Patient auf einer Couch liegt. Die Psychoanalytikerin bzw. der Psychoanalytiker sitzt schräg dahinter, um zu gewährleisten, dass keine gegenseitige Ablenkung oder Beeinflussung geschieht. Die Sitzungen dauern ebenfalls 50 Minuten und finden, je nach Absprache, drei- bis fünfmal pro Woche statt, wobei zwischen 160 und 240 Sitzungen durchgeführt werden.

Es gibt inzwischen auch andere psychotherapeutische Verfahren, die wissenschaftlich anerkannt sind. Eine Behandlung mit diesen Verfahren wird jedoch bislang nicht von den gesetzlichen Krankenkassen übernommen. Dabei handelt es sich in erster Linie um die Systemische Therapie bzw. Familientherapie. Andere Verfahren sind derzeit nur für bestimmte Anwendungsbereiche wissenschaftlich anerkannt, z. B. die Gesprächs(psycho)therapie, die Hypnotherapie, die Eye Movement Desensitization and Reprocessing (EMDR) oder die Interpersonelle Psychotherapie. Zudem gibt es eine Vielzahl an weiteren psychotherapeutischen Richtungen, die bislang keinen ausreichenden wissenschaftlichen Nachweis erbracht haben und daher nicht wissenschaftlich anerkannt sind.

Bei der *Systemischen Therapie bzw. Familientherapie* wird davon ausgegangen, dass neben der zu behandelnden Person auch ihre Familie bzw. Personen aus ihrem sozialen Umfeld einbezogen werden müssen, damit Probleme verstanden und verändert werden können. Im Fokus steht die Beziehung zwischen den Personen. Die Sitzungen können, je nach Bedarf der Klientin bzw. des Klienten, in unregelmäßigen und oft größeren Abständen stattfinden. Auch diese Therapieform kann in Einzelsitzungen genutzt werden, ebenso können Partnerinnen und Partner oder ganze Familien gemeinsam an den Sitzungen teilnehmen.

Gibt es eine „richtige" Psychotherapie?

Der Einsatz von Psychotherapie ist in der Regel dann besonders erfolgsversprechend, wenn das Verfahren bzw. die gewählte Kombination verschiedener Methoden möglichst gut auf das zu lösende Problem zugeschnitten ist. Daher wird häufig methodenübergreifend gearbeitet, d. h. Elemente verschiedener Therapieformen werden in einem Gesamtkonzept verbunden. Aktuelle Ergebnisse aus der wissenschaftlichen Forschung bestätigen dieser Behandlungsstrategie gute Erfolge. Gesetzliche Krankenkassen zahlen grundsätzlich nur Psychotherapie nach einem der Richtlinienverfahren (Verhaltenstherapie, tiefenpsychologisch fundierte Psychotherapie oder Psychoanalyse).

Wenn Sie selbst oder Ihre betroffene Angehörige bzw. Ihr betroffener Angehöriger auf der Suche nach einer Psychotherapie sind, können die folgenden *Leitfragen* bei den ersten Schritten hilfreich sein:

- Möchten Sie Ihr Verhalten in der Gegenwart verändern, ohne den Schwerpunkt auf die Vergangenheit zu legen? In diesem Fall ist eine Verhaltenstherapie gut geeignet.
- Möchten Sie sich auch mit der Vergangenheit beschäftigen und frühere Erfahrungen mit in die Lösung Ihrer Probleme einbeziehen? In

diesem Fall wäre eine tiefenpsychologisch fundierte Psychotherapie oder eine Psychoanalyse eher geeignet.

Grundsätzlich unterscheiden sich psychotherapeutische Richtungen in Bezug auf Dauer und Zeitaufwand. Die Frage, ob und wie sich die Sitzungen mit dem Alltag verbinden lassen, kann deshalb bei der Entscheidung durchaus eine Rolle spielen. Ebenso wichtig wie die Therapieform ist, dass die „Chemie" zwischen Ihnen und der Psychotherapeutin bzw. dem Psychotherapeuten stimmt. Wenn Sie sich beim ersten Gespräch gut aufgehoben fühlen, ist eine bedeutende Voraussetzung für den Therapieerfolg erfüllt. Stellt sich in den ersten Sitzungen kein Vertrauensverhältnis ein, sollten Sie darüber nachdenken, eine andere Psychotherapeutin bzw. einen anderen Psychotherapeuten aufzusuchen.

Auf den folgenden Internetseiten finden Sie weiterführende Informationen zu Psychotherapieverfahren und zur Suche nach einem Therapieplatz:

- Psychotherapiesuche des Berufsverbandes Deutscher Psychologinnen und Psychologen: www.psychotherapiesuche.de
- Deutsche Gesellschaft für Psychoanalyse, Psychotherapie, Psychosomatik und Tiefenpsychologie e. V.: www.dgpt.de
- Deutsche Gesellschaft für Systemische Therapie und Familientherapie: www.dgsf.org
- Deutsche Gesellschaft für Verhaltenstherapie e. V.: www.dgvt.de
- Systemische Gesellschaft – Deutscher Verband für systemische Forschung, Therapie, Supervision und Beratung e. V.: www.systemische-gesellschaft.de
- Wissenschaftlicher Beirat Psychotherapie: www.wbpsychotherapie.de
- Informationen rund um die Psychotherapie und die Suche nach einem Therapieplatz: www.therapie.de

Hilfsangebote und hilfreiche Adressen

Alle nachfolgend angeführten Einrichtungen und Anlaufstellen können sowohl von den Glücksspielerinnen und Glücksspielern als auch von Ihnen selbst als Familienmitglied, Freundin oder Freund in Anspruch genommen werden (siehe auch Abbildung A.1).

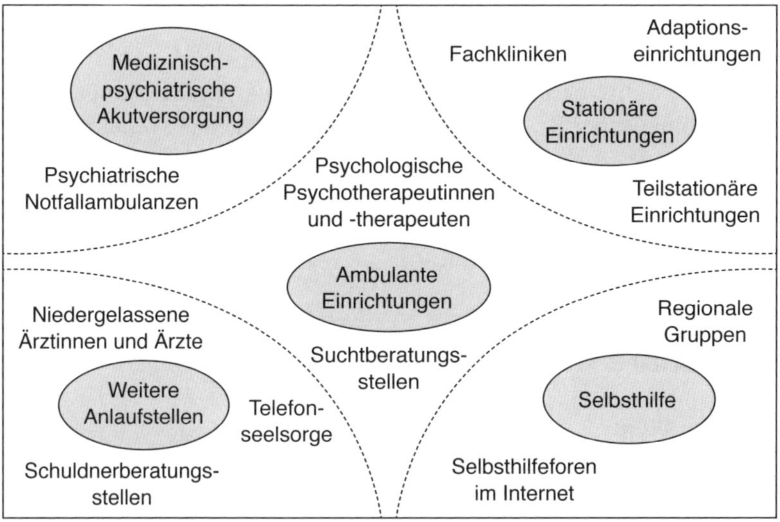

Abbildung A.1: Einrichtungen und Anlaufstellen im Suchthilfesystem

Ambulante Einrichtungen

Suchtberatungsstellen:

- Zentrale Stelle im Hilfesystem, idealer Zugang zum weiterführenden Hilfesystem
- *Zielgruppe:* Glücksspielerinnen und Glücksspieler sowie Familienmitglieder, Freundinnen und Freunde
- *Wartezeit:* offene Sprechstunden, telefonische Terminvereinbarung
- *Angebote:* Einzel-, Gruppen- und Familiengespräche; Beratung zu und Vermittlung in ambulante oder stationäre Behandlung sowie Hilfe bei Antragsverfahren; Therapievorbereitung; einige Beratungs-

stellen bieten ambulante Therapie (Einzel- und Gruppensitzungen) vor Ort an (längerfristige, verbindliche Behandlung mit Abstinenzanspruch); Nachsorge: Gespräche in der Beratungsstelle
- *Kosten:* keine bzw. werden ggf. bei ambulanter Therapie von der Rentenversicherung übernommen

Psychologische Psychotherapeutinnen und -therapeuten:
- *Zielgruppe:* Glücksspielerinnen und Glücksspieler sowie Familienmitglieder, Freundinnen und Freunde
- *Wartezeit:* häufig sehr lange Wartezeiten
- *Angebote:* psychotherapeutische Behandlung psychischer und psychosomatischer Beschwerden und Erkrankungen (Psychotherapie); Nachsorge: ambulante Therapie
- *Kosten:* Krankenkasse (Voraussetzung: Praxis mit Kassenzulassung)
- *Weitere Informationen:* Adressübersicht z. B. über www.bptk.de/service/therapeutensuche.html

Stationäre Einrichtungen

Fachkliniken:
- *Zielgruppe:* Glücksspielerinnen und Glücksspieler
- *Wartezeit:*
  - Antragsverfahren: 3 Wochen bis zur Entscheidung durch die Rentenversicherung, nachrangige Kostenträger sind Krankenkasse oder überörtliche Sozialhilfeträger
  - Wartezeit auf den Klinikplatz: abhängig von der Klinik, u. U. einige Monate
- *Angebote:* stationäre Behandlung mit einer Behandlungsdauer von ca. 8 bis 12 Wochen; Familie und Freundeskreis können in einzelnen Gesprächen bzw. speziellen Seminaren miteinbezogen werden
- *Kosten:* Übernahme durch Rentenversicherungsträger, Krankenkassen oder überörtliche Sozialhilfeträger nach Antrag
- *Weitere Informationen:* Die Entscheidung über die Klinikauswahl liegt beim Kostenträger, Patientinnen und Patienten können allerdings Vor-

schläge einbringen. Während der Behandlung wird ein *Übergangsgeld* abhängig vom vorherigen Einkommen gezahlt, alternativ wird der ALG-II-Bezug fortgesetzt.

Medizinisch-psychiatrische Akutversorgung

Psychiatrische Notfallambulanzen:

- *Zielgruppe:* Personen in akuten Krisen
- *Wartezeit:* keine
- *Angebote:* Anlaufstelle in Krisensituationen, wie z. B. Selbstmorddrohungen; ggf. Einleitung von Weiterbehandlung
- *Kosten:* Übernahme durch die Krankenkassen

Selbsthilfe

Regionale Gruppen:

- *Zielgruppe:* Glücksspielerinnen und Glücksspieler und/oder Familienmitglieder, Freundinnen und Freunde
- *Wartezeit:* keine
- *Angebote:* regelmäßige Treffen (z. B. wöchentlich oder monatlich) für Erfahrungsaustausch, gegenseitige Entlastung und Hilfe
- *Kosten:* keine

Selbsthilfeforen im Internet:

- *Zielgruppe:* Glücksspielerinnen und Glücksspieler sowie Familienmitglieder, Freundinnen und Freunde
- *Wartezeit:* keine
- *Angebote:* kontinuierlicher Austausch mit anderen Betroffenen bzw. Familienmitgliedern, Freundinnen und Freunden, z. B. in verschiedenen Foren:
  www.forum-gluecksspielsucht.de
  www.spielsucht-soforthilfe.de
  www.spielsucht-foren.de
- *Kosten:* keine

Weitere Anlaufstellen

Schuldnerberatungsstellen:

- *Zielgruppe:* Personen mit Schulden
- *Wartezeit:* häufig sehr lange Wartezeiten
- *Angebote:* u. a. individuelle Beratung (z. B. zu Pfändungsfragen, Insolvenz etc.); Hilfe bei Anträgen; Hilfe bei Vereinbarungen mit Gläubigern
- *Kosten:* keine
- *Weitere Informationen:* Online-Austausch und Möglichkeit, eine Beratungsstelle zu finden z. B. unter:
  - www.forum-schuldnerberatung.de
  - www.bag-sb.de

Niedergelassene Ärztinnen und Ärzte:

- (Mit-)Behandlung von körperlichen Beschwerden, die durch die seelischen Belastungen entstehen
- Medikamentöse (Mit-)Behandlung, z. B. bei Depression

Telefonseelsorge:

Auftrag: anonyme Hilfe und Beratung zu allen Lebensbereichen, v. a. in krisenhaften Situationen; rund um die Uhr erreichbar, z. B. unter Tel.: 0800 111 0 111 (kostenlos)

Internetseiten zum Thema Gewalt:

Hilfreiche Anlaufstellen zu diesem Thema bieten folgende Internetseiten:

- www.gewaltschutz.info (mehrsprachige Website)
- www.stmas.bayern.de/gewaltschutz/familie/index.php
- Hilfe gegen Partnerschaftsgewalt: www.re-empowerment.org oder www.frauen-gegen-gewalt.de
- Polizei: www.polizei-beratung.de/opferinformationen/haeusliche-gewalt.html

Tabelle A.1: Welche Hilfe finde ich wo?

Fragestellung	Anlaufstelle
Akute Krise	Krisendienste, Telefonseelsorge, psychiatrische Notfallambulanzen
Beratung	Suchtberatungsstellen
Weitervermittlung	Suchtberatungsstellen, Hausärztinnen und -ärzte
Ambulante Therapie	Suchtberatungsstellen, niedergelassene psychologische oder ärztliche Psychotherapeutinnen und -therapeuten
Stationäre Therapie	Fachkliniken (Sucht und Psychosomatik)
Nachsorge	Suchtberatungsstellen, Selbsthilfe, Adaptionseinrichtungen
Schulden	Schuldnerberatungsstellen, Suchtberatungsstellen